小児科医のママが教える

大切なウンチの話

工藤 紀子 著

学事出版

はじめに

いきなりですが皆さん、**学校でウンチはしてましたか？**

「あまりしなかった」「ほとんどしなかった」という方が多いんじゃないでしょうか。中には、お腹が痛くてトイレに行きたいのに我慢に我慢を重ね、冷や汗をかきながら授業を受けていた…なんて人もいると思います。

「普通にしてたよ」と言う人もいると思いますが、

なぜ、学校でウンチをしないのか——理由はさまざまだと思いますが、周囲に聞くと、「学校でウンチをすると、からかわれるから」という声が数多く聞かれました。特に男の子の場合は、「個室に入る＝ウンチをする」ということが分かるので、からかわれるのを嫌がって我慢していた人は多いようです。

それに関連する話で、私には忘れられない出来事があります。中学1年生、あるいは2年生の頃だったと思いますが、休み時間に廊下を歩いていると、トイレの方から男子生徒たちの騒ぐ声が聞こえました。何が起きているのかは、よく分かりません。でも、何かしら良からぬことが起きているのは分かりました。

トイレの前まで行って、ちらりと中の様子見ると、数人の男子が個室を取り囲むようにたむろし、「ウンチすんなや～」などと言いながらドアを蹴ったり、個室の上部からモップを投げ込んだりしています。どうやら、個室内には誰かが入っているようです。

当時の私には、彼らが「何をしているか」は分かっても、「なぜ騒いでいるか」は分かりませんでした。

しばらくして、騒いでいた男子たちが廊下に出てきて、続いてゆっくりと、一人の男の子が出てきました。クラスメイトの山田誠くん（仮名）です。

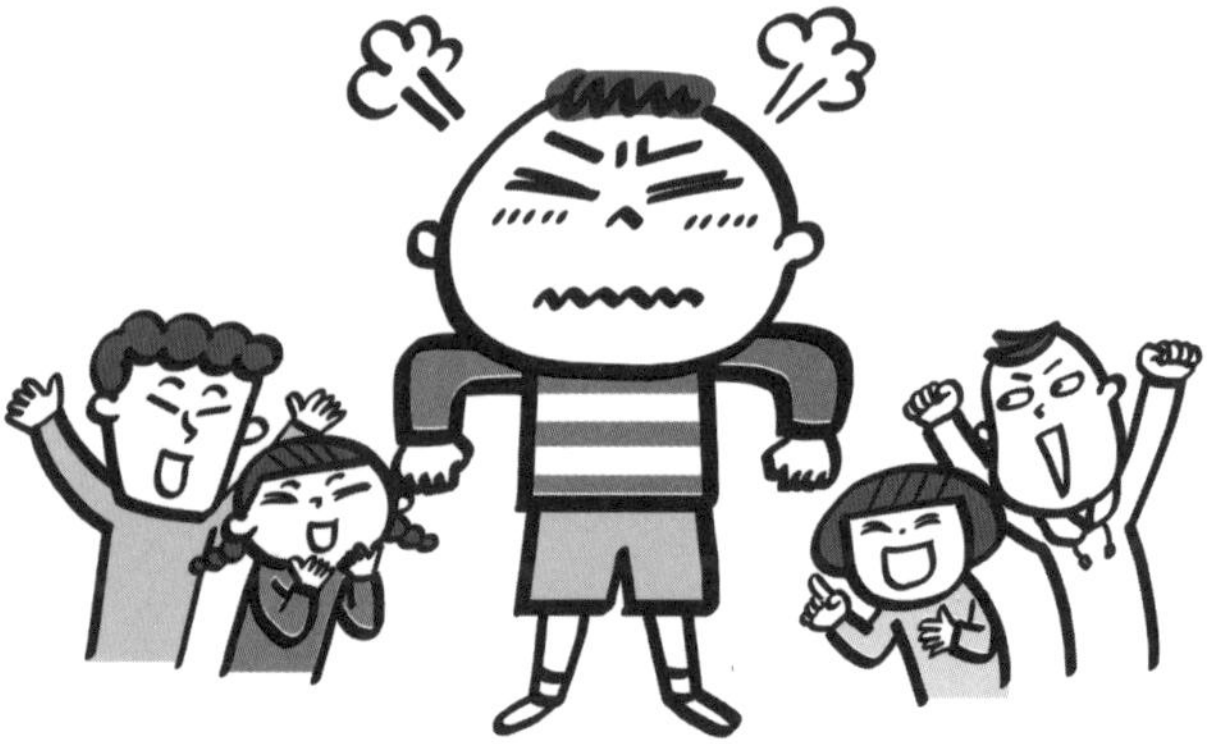

彼はややずんぐりした体形で、控えめな性格だったこともあり、普段からよく友達にからかわれていました。いわゆる「いじられキャラ」だったわけですが、本人は「いじめ」と感じていたかもしれません。

そんな山田くんが、顔を真っ赤にして、体は小刻みに震えています。そして、廊下の真ん中に仁王立ちになり、こう言い放ちました。

「トイレでウンチをして何が悪いーー！！」

私はそのときの光景が、30年以上たった今も脳裏から離れません。

山田くんは、トイレでウンチをしていました。彼の言葉の通り、それは人間としてごく当たり前の営みです。なのに、その行為をからかわれ、卑劣な嫌がらせを受けていました。私には、その理由がよく分かりませんでした。

周囲の男子たちは「くせーなお前」と言いながら、トイレから出て来た山田くんをからかい続けています。今思えば本当にひどい話で、明らかな「いじめ」です。

私は何もできず、仁王立ちになる山田くんをただ眺めていました。今思えば、悪いことをしたなと思います。当時の私に、はやし立てる男子たちに注意するような勇気はありませんでした。

その後、山田くんに対するいじめは鳴りを潜めていきました。「トイレでウンチをして何が悪いーー!!」という彼の強烈な叫び声に、周囲が少し気圧されたのかもしれません。

彼はもともと勉強がよくできる方で、後々になって医者になったとの話を耳にしました。もし、再会できたなら当時のことを謝り、あのときどう思ったかを聞いてみたいものです。

そんな話を何人かの知人にしたところ、「私の学校時代にも、似たような出来事があった」と語ってくれる人が、何人かいました。中には、「トイレの個室内に向かって、ホースで水をまいている子がいた」とか、「『大変だ！○○がウンチしているぞ！』と教室に報告しに来る子がいた」とか、強烈なエピソードを語ってくれる人もいました。

山田くんの言う通り、トイレはウンチをしてよい場所です。言ってみれば、食卓で食事をしたり、ベッドで寝たりする行為と何ら変わりません。教室でしたのならまだしも、**トイレでウンチをしただけで、なぜからかわれなければならないのでしょうか。**

そんな話をすると、「昔の話でしょ。今は違うよね」と言う人がいます。確かに、ここ30〜40年の間に、世の中の便器の大半は洋式化し、ウォシュレットが備えられ、トイレ環境は大きく改善しました。だから学校の「ウンチ問題」も解決した。そう思っている人も多いようです。

でも、状況は30～40年前とさほど変わっていません。私自身、小児科医として日々子どもたちと向き合う中で、「学校でウンチをできない」子どもが、たくさんいることを痛感しています。そうした実情は、調査データなどからも明らかになっています。

「学校でウンチをできない」ことの弊害は、皆さんが思っている以上に深刻です。まず、幼少期にウンチを我慢すると「小児慢性機能性便秘症」になりがちで、その体質を成人になっても引きずる人が少なくありません。

便秘は腹痛や食欲低下、慢性疲労、痔、肌荒れなどを引き起こし、うつ病や認知症などにもつながると言われています。そうした成人期の疾病を防ぐ意味でも、幼少期にしっかりと「予防」することが大切なのです。そして、「予防」のために欠かせないのが、「学校でウンチをする」という習慣を確立することなのです。

子どもが学校でウンチができるようになれば、いいことが一杯あります。授業に集中できるようになって勉強もはかどりますし、いじめだって減るかもしれません。何より、子どもたち一人一人が健康で元気に過ごせるようになります。

本書はそうした考えに基づき、小児科であり2児の母親でもある私が、「学校でウンチ」を当たり前にするための方策などについて、述べていきたいと思います。

たかがウンチ、されどウンチ。本書はとにかく「ウンチ」が連発しますが、大切な話ですので嫌な顔をせず、どうか最後までお付き合いください。

2020年10月

目次

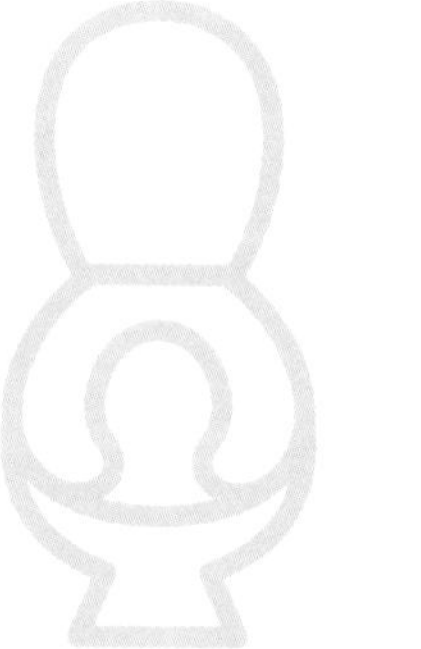

第1章

学校でウンチができない子どもたち

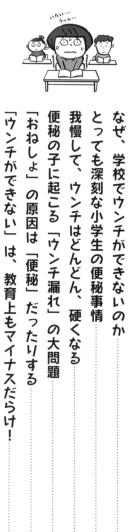

第2章

子どもと一緒に「ウンチ学」を学ぼう

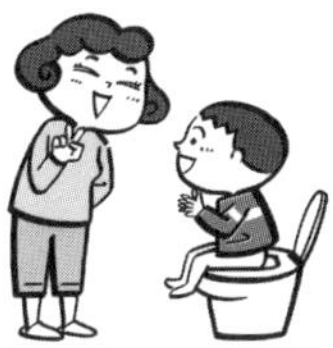

第3章

学校でウンチをさせよう大作戦

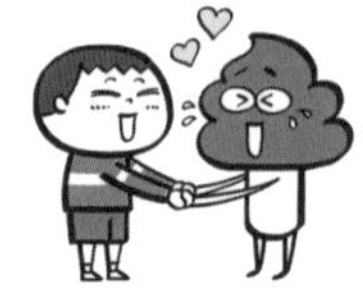

第4章

「学校でウンチ」のための環境づくり

表紙イラスト／本文イラスト　木下淑子
装丁　川角太朗
本文デザイン　精文堂印刷㈱

第1章
学校でウンチができない子どもたち

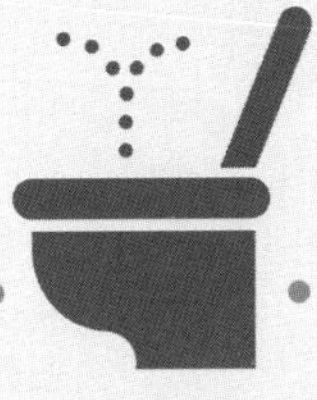

かつての私たちと同様、今の子どもたちも学校ではウンチをしたくないと考え、排便を我慢しているような状況があります。この章では、そうした実態を裏付けるデータを示すとともに、ウンチを我慢した結果としてどんな状況が起きているのか、子どもとウンチをめぐる諸問題を解説していきたいと思います。

Q　あなたは普段、学校のトイレでうんちをしますか。

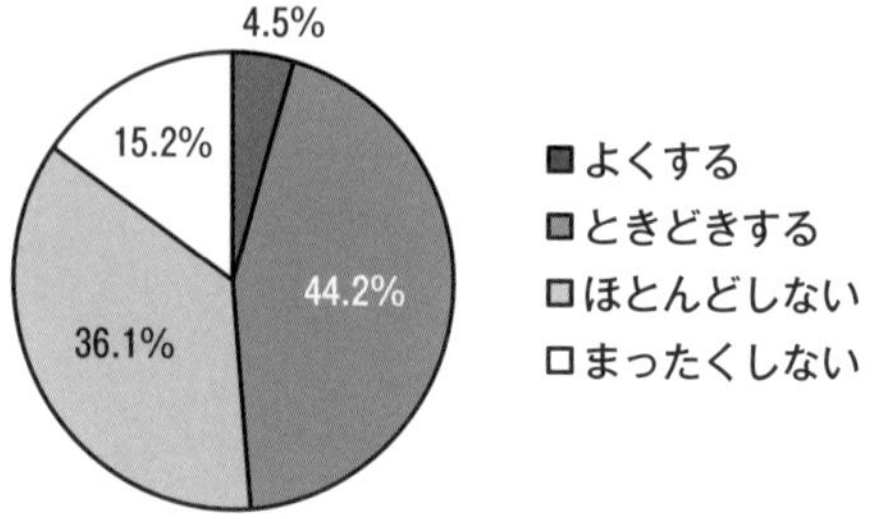

NPO 法人日本トイレ研究所「小学生の排便と生活習慣に関する調査」より

ウンチを「したい！」でも「できない！」子どもたち

学校でウンチはしたくない——子どもたちのそんな実態を裏付けるデータがあります。２０１７年に、ＮＰＯ法人日本トイレ研究所が小学生（の保護者）を対象に行ったアンケート調査です。

この調査のデータを見ると、「あなたは普段、学校のトイレでうんちをしますか」という質問に対し、「よくする」と答えた小学生はたったの４・５%にとどまっていることが分かります。30人のクラスなら、1人だけという状況です。一方で、「ほとんどしない」「まったくしない」と答えた小学生は合わせて51・3

Q　あなたは学校でうんちをしたくなった時、我慢することはありますか。

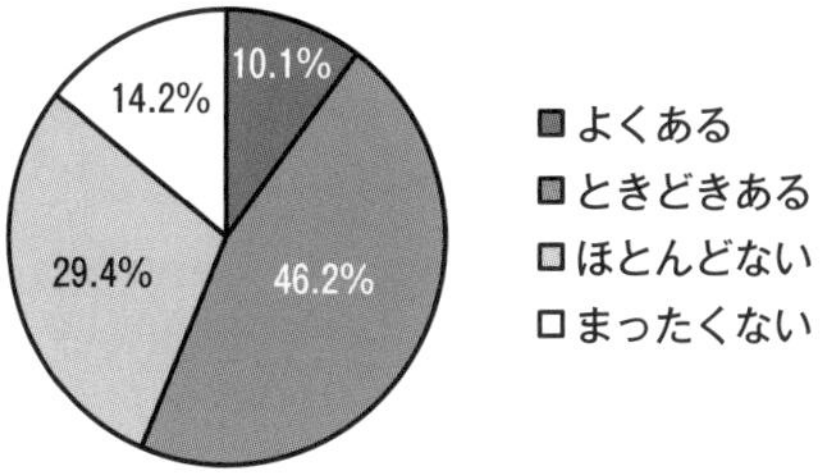

NPO法人日本トイレ研究所「小学生の排便と生活習慣に関する調査」より

％、実に半数以上にも上ります。

また、「あなたは学校でうんちをしたくなった時、我慢することはありますか」という質問に対し、「よくある」「ときどきある」と答えた小学生は合わせて56・3％にも上ります。「全くない」は14・2％ですが、この中には毎朝きちんとウンチが出て、学校では便意を感じない子もいるでしょうから、実質的には**ほとんどの子が、学校ではウンチを我慢している**と言えます。

私たちは普段、便意を感じたらトイレに行きます。電車の中だったり、会議の途中だったり、特別な状況にいない限り我慢はしません。トイレに行ってウンチを出して、気分をすっきりさせるでしょう。我慢しながら仕事や家事を続ければ、大きなストレスになります。しかし、この調査からは、子どもたちがそんなストレスを感じながら学校生活を送っている様子が分かります。

ウンチを我慢しながら授業を受けても、勉強に身が入りません。頭の中はウンチのことで一杯。出そうになるおならを必死で我慢し、修行僧のように便意に耐え、ただひたすら休み時間になるのを待ち続ける…なんてことになります。

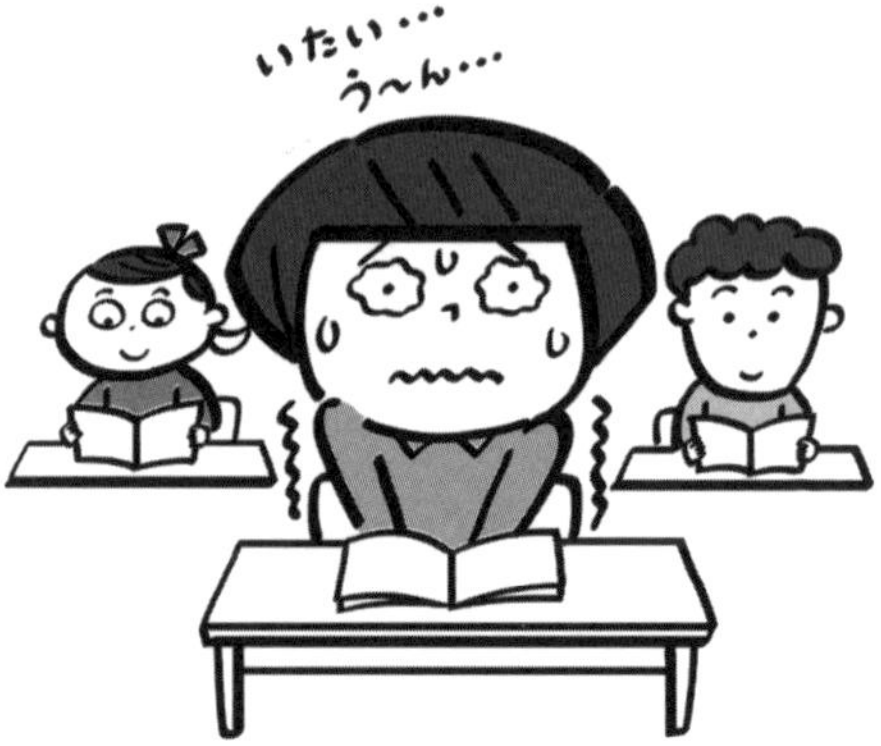

授業中におならが出そうになると、本当に大変です。腰を少し浮かせ、音が出ないように細心の注意を払いながら、ひっそりとガスを抜く。うまく抜けると少し楽になります。

しかし、周囲には、得も言われぬにおいが立ち込め、周囲の皆は「誰かやったな」と気づきます。こうなると「爆心地」を中心に、クラス全体の集中力が乱れ、先生の話も半分くらいしか頭に入ってきません。不運にも「ぷ〜っ」とやってしまえば、もはや授業どころではなくなります。

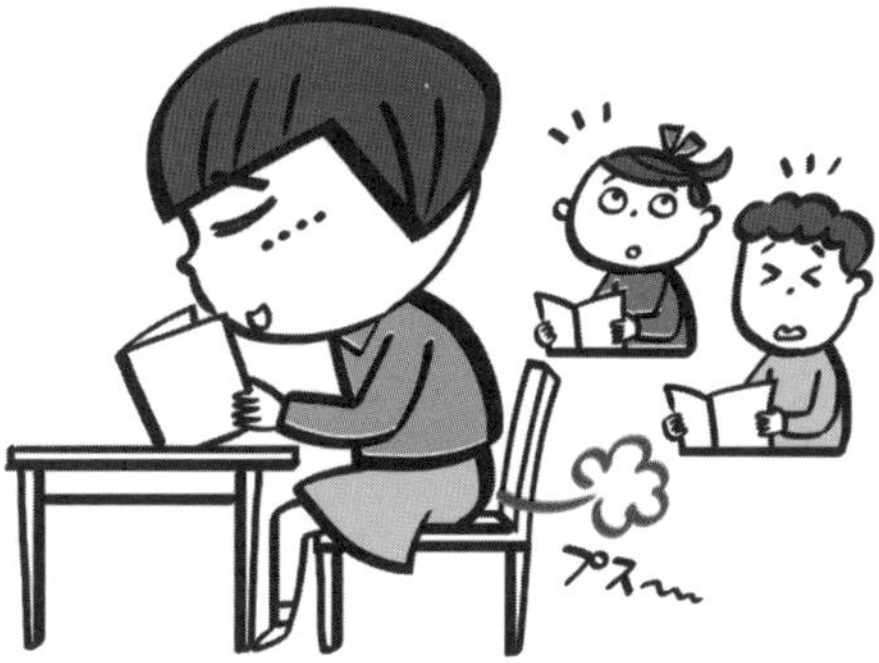

少し話がそれましたが、**「学校ではウンチができない」という状況は、今も昔もほとんど変わっていないこと**が、この調査から分かります。今の子どもたちも、かつての私たちと同じように便意と闘いながら、学校生活を送っているのです。

ちなみに、男女差はどうなのでしょうか。少し古いデータですが、1996年に行われた調査（国本正雄他「小学生の便通とトイレに関する意識調査」）を見ると、ウンチを「よく我慢する」「時々我慢する」の合計は、小1〜3男子で71・1％、女子で74・4％、小4〜6男子で81・1%、女子で80・0%と、ほとんど差は見られません。

こうしてみても、「学校のウンチ問題」が、「老若男女」を問わない、普遍的な問題であることが分かります。

なぜ、学校でウンチができないのか

では、いったいなぜ、子どもたちは学校でウンチをしたがらないのでしょうか。

一番の理由は、**友達にからかわれる**ことです。「はじめに」に書いた山田くんのように、学校でウンチをしたことで周囲から嫌がらせを受け、いじめを受けたなんて話は今でも耳にします。「学校でウンチをする＝恥ずかしいこと」という考え方は、現代の子どもたちの中にも根強く残っているのです。

そうした考え方を先生が助長している側面もあります。ある友人から聞いた話ですが、授業中に「トイレに行かせてください」と言ったところ、先生に「なんだ?大きい方か?休み時間に行っとけよ」と返され、教室が爆笑の渦に包まれたことがあるとのことです。

おそらく、その先生に悪気はなく、場を和ませようとしただけなのかもしれません。しかし、その人自身が、プライドを傷つけられたであろうことは、想像に難くありません。

こうしたジョークを軽く受け流せればいいのですが、多くの人は不快な思いをすることでしょう。こうした話も、学校でウンチをすることが「普通」ではないことを裏付けるエピソードと言えます。

もう一つの理由は、学校のトイレの多くが、いまだ「和式」であることです。今、大半の家庭のトイレは「洋式」で、ウォシュレット付きです。暖房機能も付いているので、冬

公立小中学校施設のトイレの状況

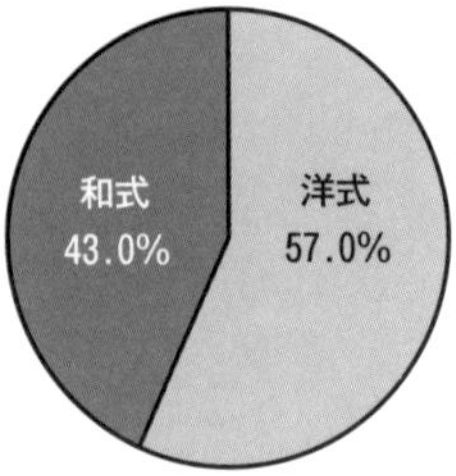

文部科学省「公立学校施設のトイレの状況調査」より

場も快適に腰を下ろせます。

一方で、**学校のトイレはというと、半数近くが「和式」**です。２０２０年に文部科学省が実施した「公立学校施設のトイレの状況調査」を見ると、「洋式」が57・0％、「和式」が43・0％と、いまだ「和式」がかなりの割合を占める状況となっています。以前よりは洋式化が進んでいるようではありますが、一般家庭がほぼ１００％「洋式」である状況を考えれば、学校は特殊な環境下にあると言わざるを得ません。

学校は、大規模な地震や水害があると、避難所になります。そうなれば、地域住民の人たちもトイレを使うことになり、和式であれば不便さを感じることでしょう。学校が公共施設的な側面を持っている意味でも、洋式化の意義は大きいと思います。

男性にはあまり分からないかもしれませんが、女性が生理用品を交換するときに和式トイレだと難儀です。中腰のつらい体勢を強いられ、便器を汚してしまうこともあります。そのため、小学校高学年以上の女子にとって、和式トイレの不便さはウンチ問題だけにとどまらないのです。

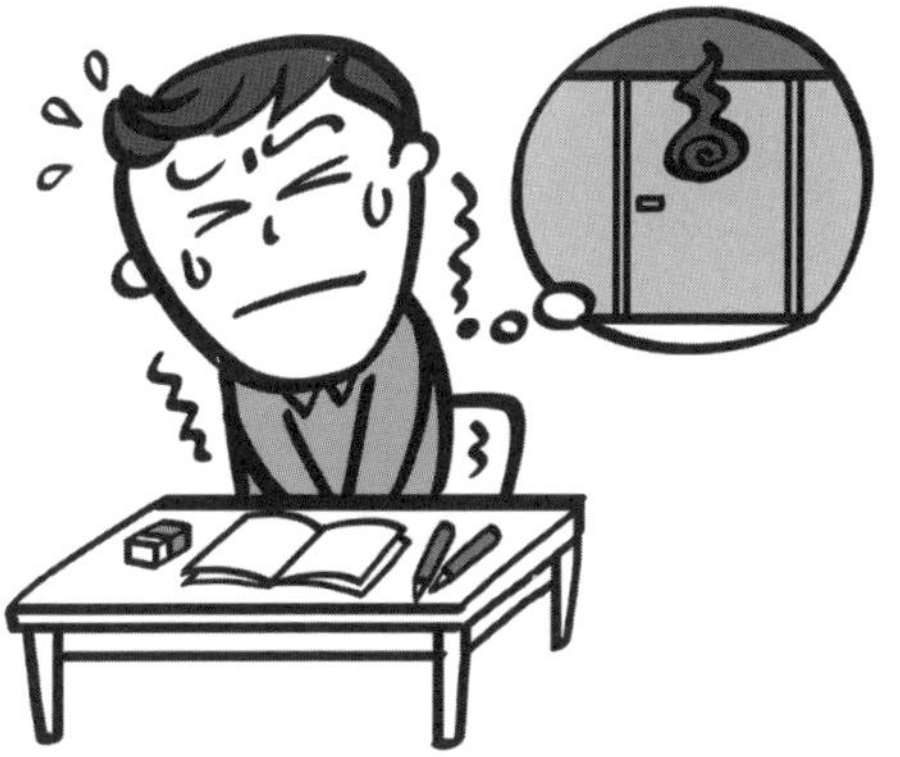

前述したNPO法人日本トイレ研究所の調査によると、学校のトイレでウンチがしにくい理由について、「友達に知られたくない」「うんちをすると友達にからかわれる」など人間関係的な要因のほかに、「落ち着かない」「トイレがくさい」「便器がきたない」「緊張する」「便座が冷たい」など、環境的な要因も数多く挙がっています。あるいは、「休憩時間内で間に合わ

ない」という、学校教育の仕組み上の要因も挙がっています。

人間関係的な要因はそう簡単に解消するものではありませんが、環境的な要因、学校教育の仕組み上の要因については、行政や学校の工夫次第で十分に解消が可能です。こうした工夫・改善の具体的な方法は後で詳しく述べますが、家庭とは異なるトイレ環境がある中で、多くの子どもが「学校ではウンチをしたくない！」と思っているのです。ウンチをするのは人間として自然の営みであるにもかかわらず、おかしな話ではないでしょうか。

とっても深刻な小学生の便秘事情

ウンチを我慢することの最大の弊害、それは**便秘になる**ということです。

便秘の子どもの割合

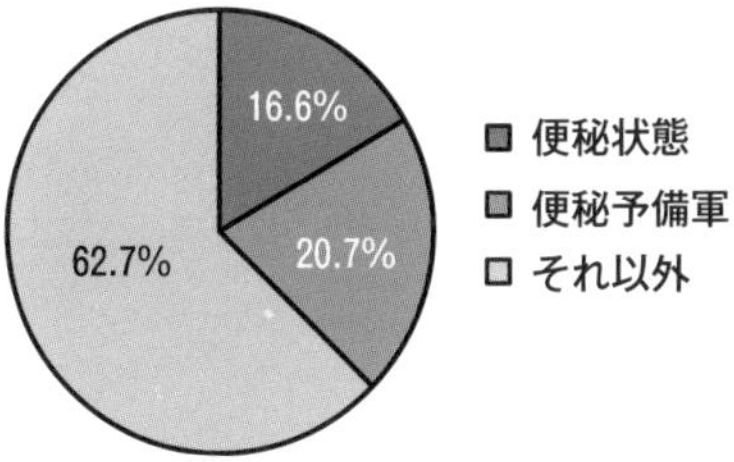

NPO 法人日本トイレ研究所「小学生の排便と生活習慣に関する調査」より

皆さんにお聞きしますが、「便秘の子ども」はどのくらいの割合でいると思いますか？「10％くらい？」「もう少し多くて15％くらい？」「いやいや、子どもなんだから、そんなにいないでしょう…」そんな声が聞こえてきそうですが、実際には、**小学生の実に3人に1人以上は便秘気味**と言われています。

ＮＰＯ法人日本トイレ研究所の調査結果を見ると、「便秘状態」の子どもは全体の16・6％、「便秘予備軍」の子は20・7％、実に計37・3％が便秘気味となっています。30人のクラスなら11人、40人のクラスなら15人が、ウンチが十分に出ない日々の中で、授業を受けているのです。「そんなにいるのか」と、この数値を聞いて驚かれる人も多いことでしょう。

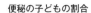

「よかった！　うちの子はその中に入っていないわ。」

そう思ったお母さんもいると思います。でも、本当にそうでしょうか。**親が気づいていないだけで、実は3日以上ウンチが出ていない…なんて子どもは結構多い**のです。

幼児のうちは、ウンチをしたら親がお尻をふきます。だから、排便の状況はよく分かります。でも、小学生にもなれば、子どもは自分でお尻をふくようになります。そのため、本当にウンチをしているかは、意外と定かではありません。毎朝、トイレに入っているからといって、便が出ている確証はないのです。

「まさか」と思った方は、お子さんに聞いてみてください。中には平然と「4日に1回くらい」と答える子もいるはずです。「なんで、早く言わないの！」と思うかもしれませんが、子どもは「それが普通」だと思っていたりするのです。

お腹が痛くて受診しに来た子に、「ウンチ、いつ出た？」と聞くと、「知らない」とか「覚えていない」とか言う子もいます。こう答える時点で、最低でも2～3日は出ていないのは確実で、「土曜日は？」「金曜日は？」などと細かく聞いていくと、「塾があった日に行った！」と思い出し、実に5日も出ていないことが判明するなんてこともあります。

このように、子どもの**排便状況を親はもちろん本人ですら自覚できていないことは珍しくありません。**

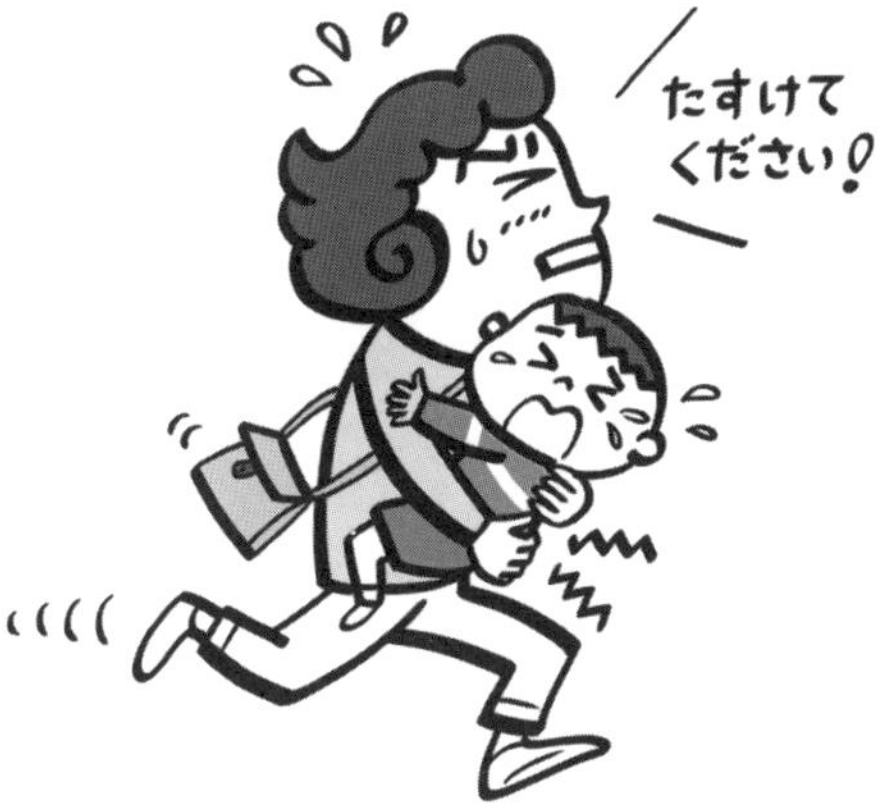

子どもの便秘問題は、皆さんが思っている以上に深刻です。とある海外の論文では、便秘で小児科に来る子どもは、全体の3～5％を占めるとのデータも示されています。私の実感としても、それくらいの割合で便秘の子を診察しているように思います。

中には、救急で運ばれてくるような事例もあります。あるとき、夜間にのたうち回るくらいの腹痛で運ばれてきた子がいました。盲腸か、はたまたもっと深刻な病気か…。母親は、涙目で「この子を助けてください！」と訴えかけてきます。

本人もお腹を抱えて苦しんでいて、歩くことさえできません。ところが、お腹を触ると明らかにウンチの固まりを手に感じます。そして、**レントゲンを撮ると、腸にはたまりにたまった便がぎっしり。**泣いている本人に聞くと、もう1週間近くウンチが出ていないと言います。

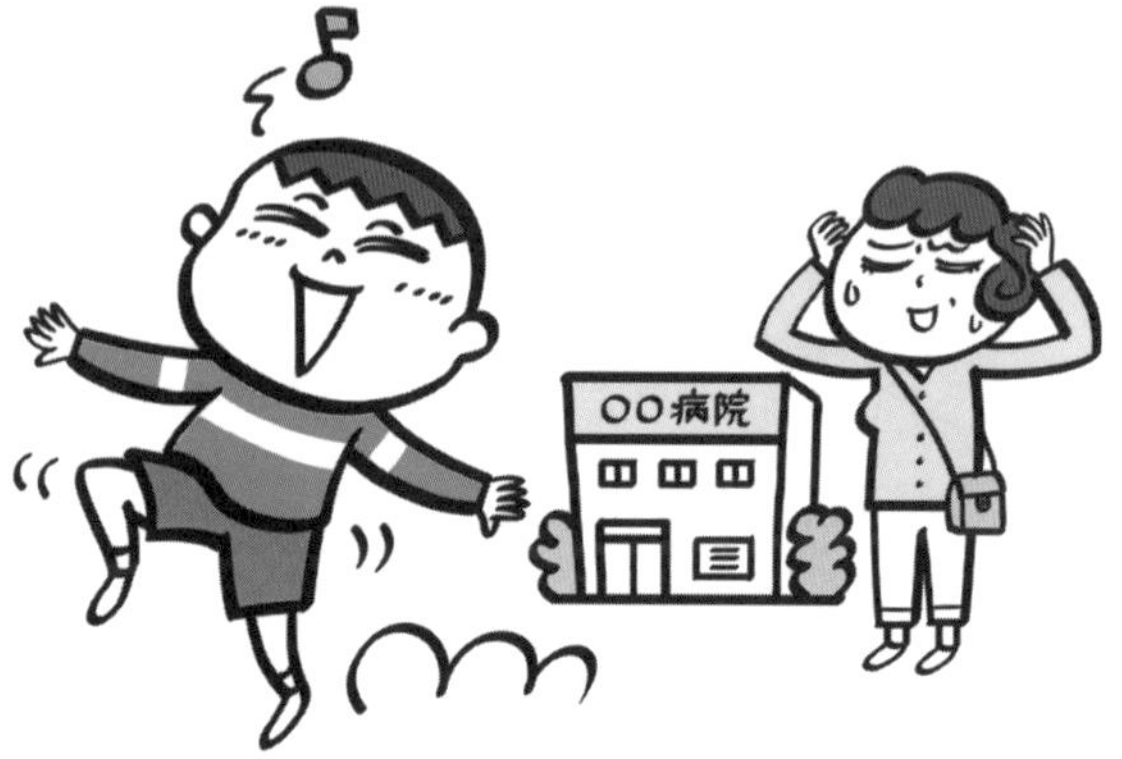

そんな子は、浣腸をすると効果てき面。最初はトイレでウンウンうなっていますが、たまったウンチがドバっと出ると、痛みはあっという間に消え去ります。さっきまで悶絶していた姿はどこへやら。瀕死の状態と思っていた我が子が、ニコニコしながらトイレから出てくるではありませんか。母親は「ポカーン」と、

キツネにつままれたような表情を浮かべます。

このように、便秘が原因で強烈な腹痛を起こすケースは珍しくありません。こんなエピソードは、小児科医だったら、誰もが経験したことがあるでしょう。

救急外来からお帰りになるとき、どのお母さんも「便秘なんかで救急受診して申し訳ありません」と、本当に申し訳なさそうにおっしゃいます。でも「申し訳ない」なんて思われる必要はありません。便秘の痛みは本当につらいですし、盲腸や他の病気ではなく、「便秘でよかった」と思っていただければそれで構いません。

こうした話からも子どもの便秘のリアルな実態がお分かりいただけると思いますが、看過できない問題の一つは、**幼少期の便秘を放っておくと、高い確率で大人になっても便秘になる**ということです。「小児慢性機能性便秘症診療ガイドライン」には、「5歳以上の小児期に来院した便秘患児の25%程度が成人の便秘へ移行する」と書かれています。

現在、便秘で悩む大人の中には、幼少期に便秘だったという人が少なくないと思います。そして、その中には、学校でウンチをしなかった、できなかったことに起因する人も、少なからずいるでしょう。それだけ、学校のウンチ問題は深刻なのです。

学校でウンチができないことで以前からの便秘が悪化し、慢性的な便秘になった子の中には、便秘を治すために毎日自宅で浣腸をしている子がいます。学校では何でもない顔をしているかもしれませんが、知らないところで、ウンチで苦労している子は実は結構いるのです。

我慢して、ウンチはどんどん、硬くなる

ウンチを我慢した後、次にウンチしようとしたら、最初硬くて苦労した…なんてこと

は、皆さんも経験したことがあるんじゃないでしょうか。

実際、ウンチは我慢をすると、ちょうど良い硬さで出そうとしていた当初のものより、硬くなります。そして、**我慢を繰り返すと、硬さがどんどん増していきます。**

ひどい子の場合、お腹をさわると皮膚の上から「ウンチ」を感じます。ボコボコしていて、一般の人が触ったら、その硬さに驚くに違いありません。まるでウンチが「ここにいるよ！」と主張しているようです。石のようにコロコロとしたウンチが、腸の中にぎっしりと詰まっているのです。

なぜ、それほどまでにウンチが硬くなってしまったのか。原因をひも解くと、もともと便秘の傾向はあったのかもしれませんが、それがさらに「学校でウンチを我慢する」という習慣に、端を発しているケースが少なくありません。

健康なウンチには、適度の軟らかさがあります。よく「バナナウンチ」などと呼ばれますが、実はバナナの硬さだと硬くて、歯磨き粉くらいの硬さ、70～80％の水分を含んだ状態が健康なウンチです。でも、そうしたウンチも出さずに我慢をすると、腸の中にとどまる時間が予定より長引き、水分が吸収されて次第に硬くなります（その詳しいメカニズムは、第2章で説明します）。

そうして「我慢する習慣」を続けたら、どうなるでしょうか。次ページの図は、それが引き起こす二つの悪循環を示しています。

まず、内側の循環（色の薄い部分）を見てください。便塊の貯留、つまりウンチを我慢して腸にとどめておくと、「体内への水分再吸収」が行われ、ウンチは硬くなります。すると、出すときに痛み（排便時の疼痛）を伴うようになります。皆さんも、硬いウンチを出して血が出たなんて経験があるでしょう。

大人の場合は、それでも「ウンチを出さねば！」と、お尻が切れても必死に踏ん張ります。でも、子どもは、踏ん張って出そうとしてもお尻が痛くて出したくない！と思い我慢

便秘の悪循環

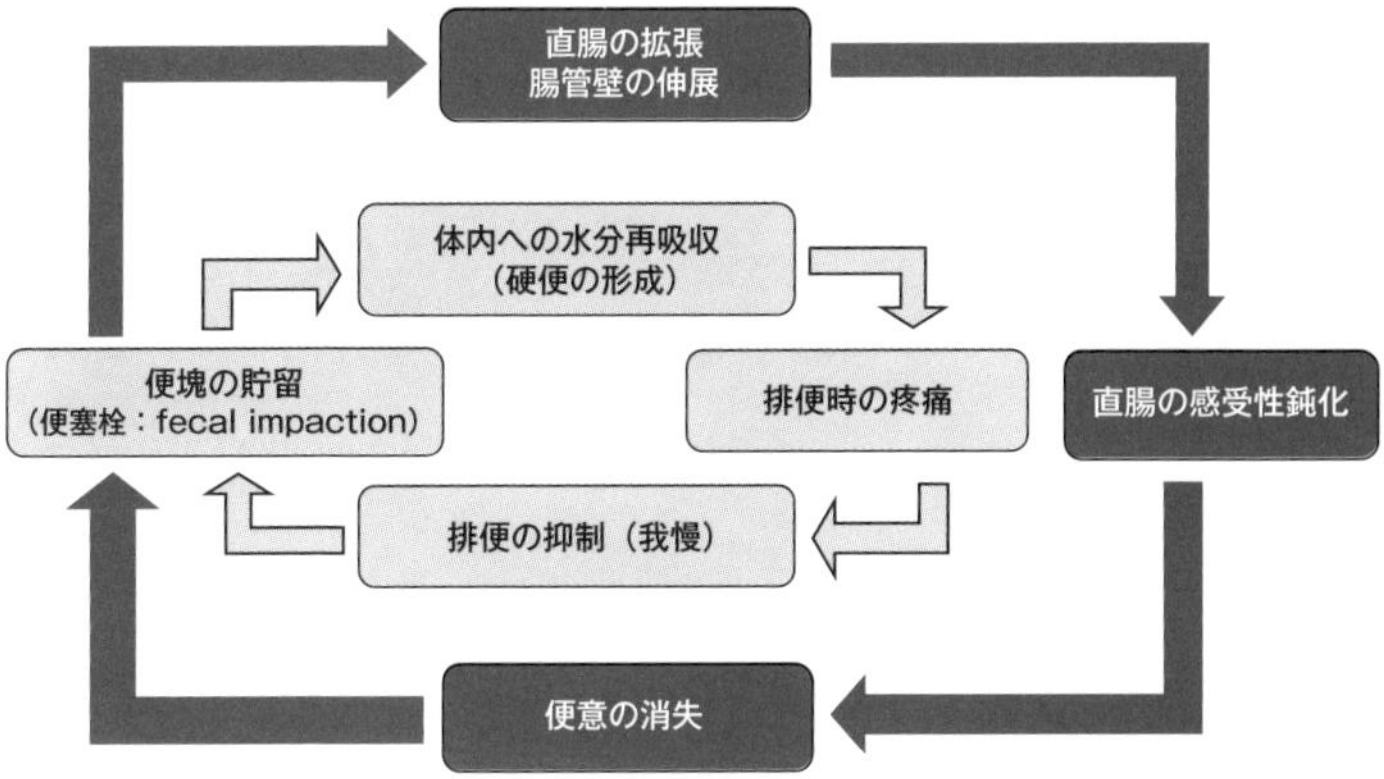

日本小児栄養消化器肝臓学会・日本小児消化管機能研究会「小児慢性機能性便秘症診療ガイドライン」より引用

したり、ウンチをする時間が十分に取れずに諦めざるを得なかったりします。その結果、ウンチはますます硬くなります。これが「**ウンチ硬くて出せない便秘タイプ**」です。

実は、便秘にはもう一つ大事な原因があり、それが外側の循環（色の濃い部分）です。ウンチは出さなくてもご飯は食べるので上からウンチの材料はどんどん降りてきます。するとウンチの量が増えて、ウンチは巨大化していきます。その結果、腸がおっきなウンチをためるようになり、腸がのびのびの状態、いわゆる「直腸の拡張」が起こります。そして、これが繰り返されると直腸が伸びきったゴムのようになります。すると、せ

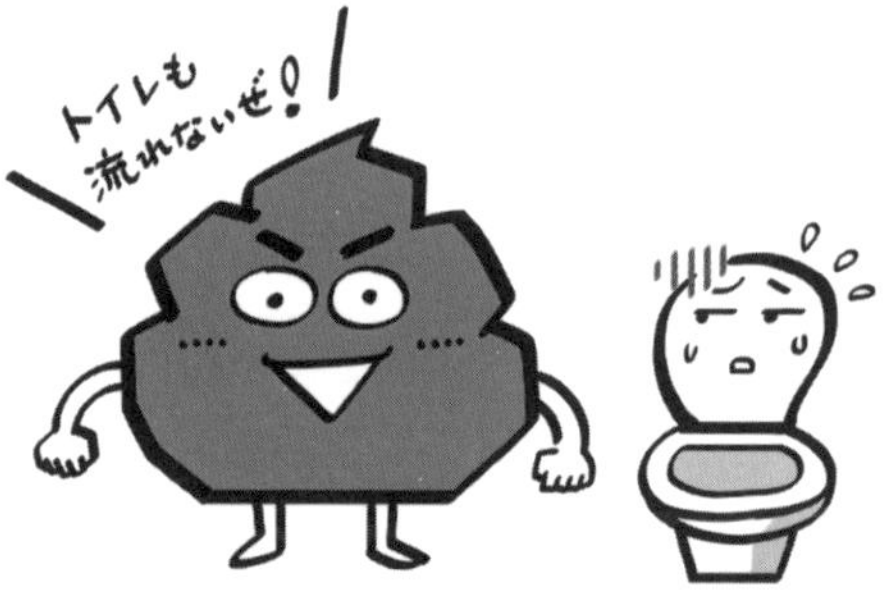

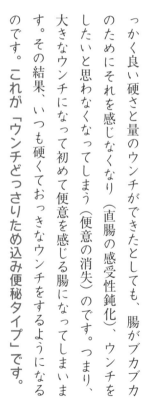

っかく良い硬さと量のウンチができたとしても、腸がブカブカのためにそれを感じなくなり（直腸の感受性鈍化）、ウンチをしたいと思わなくなってしまう（便意の消失）のです。つまり、大きなウンチになって初めて便意を感じる腸になってしまいます。その結果、いつも硬くておっきなウンチをするようになるのです。**これが「ウンチどっさりため込み便秘タイプ」です。**

このように、便秘にはこの二つの悪循環があり、実際には「ウンチ硬くて出せない便秘タイプ」と「ウンチどっさりため込み便秘タイプ」のどちらか、もしくはその混合型で便秘という状態になります。特に、子どもの場合は便秘であるという自覚もなく、「学校ではウンチをしたくない」と思っているため、便秘生活から抜け出して快便生活を送れるようになるまでに時間がかかります。

このような状態に陥ってしまい、まだ日が浅い場合に初期段階で行うのは、食事や生活習慣の改善です。それでも良くならない場合や、お尻から出血をしていて痛がる場合、便意を促しても我慢してしまう場合、すでに2カ月以上症状が続いている場合などは、最初から投薬や浣腸などが行われます。そうして少しずつ、硬くなったウンチを軟らかくし、「ウンチをするのが怖い」というトラウマを取り除き、伸びきった腸を元に戻していくのです。

これには半年から1年くらいはかかります。それだけ、便秘の治療は長期戦なのです。

ちなみに、夏休み期間中は、比較的順調に治療が進みます。学校に行かないため、ウンチを我慢しないからです。でも、学期が始まると再発してしまう子が少なくありません。せっかく時間をかけて良い排便習慣がついたのに、また治療を再スタートするのでは、意味がありません。

硬いウンチにしないためには、そしてため込みウンチにしないためには、どうしても**我慢しない、ということが不可欠なのです。**その意味でも、学校でウンチをすることを「当たり前」にしていく必要があります。

便秘の子に起こる「ウンチ漏れ」の大問題

便秘で受診する子のパンツを見ると、茶色く汚れていることがあります。実はこれ、腸に長くとどまっていたウンチが、肛門から漏れ出した液体状のウンチなのです。

そんな話をすると、「便秘でウンチが出ていないはずなのになぜ？」と思う人もいるでしょう。次ページのイラストを見てみてください。先に述べた「ウンチ硬くて出せない便秘タイプ」と「ウンチドッサリため込み便秘タイプ」の混合型の便秘の子のお腹を表していて、「がんこなかったいおっきいウンチ」が直腸にでんと居座っています。でも我慢する習慣がついていますし、その大きさ、硬さからしても、肛門という狭き門を通ることはなかなかできません。

こんな状態でも、ご飯を食べれば、ウンチは作られます。すると、腸の中にはウンチの大行列が！でも、出口にでっかい大将が陣取っているため、ちっとも前に進みません。

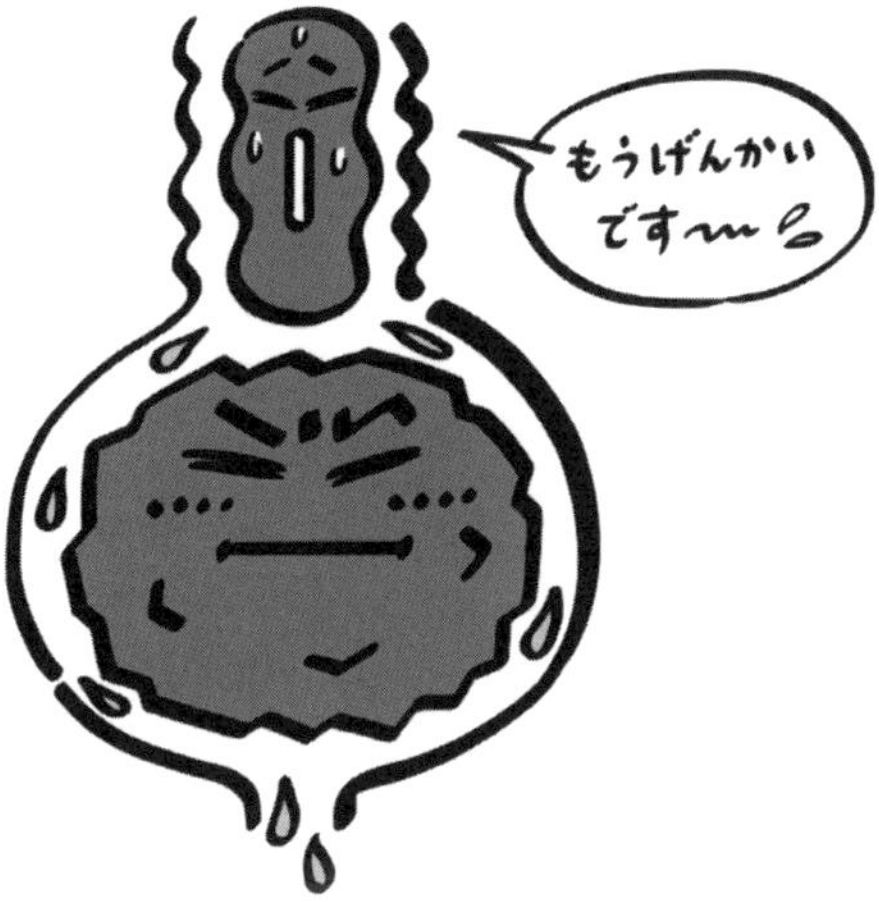

直腸はウンチの水分を吸収するので、「がんこなかったいおっきいウンチ」はますます頑固で硬くなります。一方、列を作っているウンチの方は、「もう限界！」とその硬いウンチの横をすり抜け、液体状になって肛門から漏れ出ます。皆さんも、ウンチがにじみ出た経験はなくとも、硬いウンチが「ポン!」と出た途端に、やや下し気味の軟らかいウンチが、我も我もとニョロニョロ出てきた…なんて経験があると思いますが、まさにこんな状態なのです。

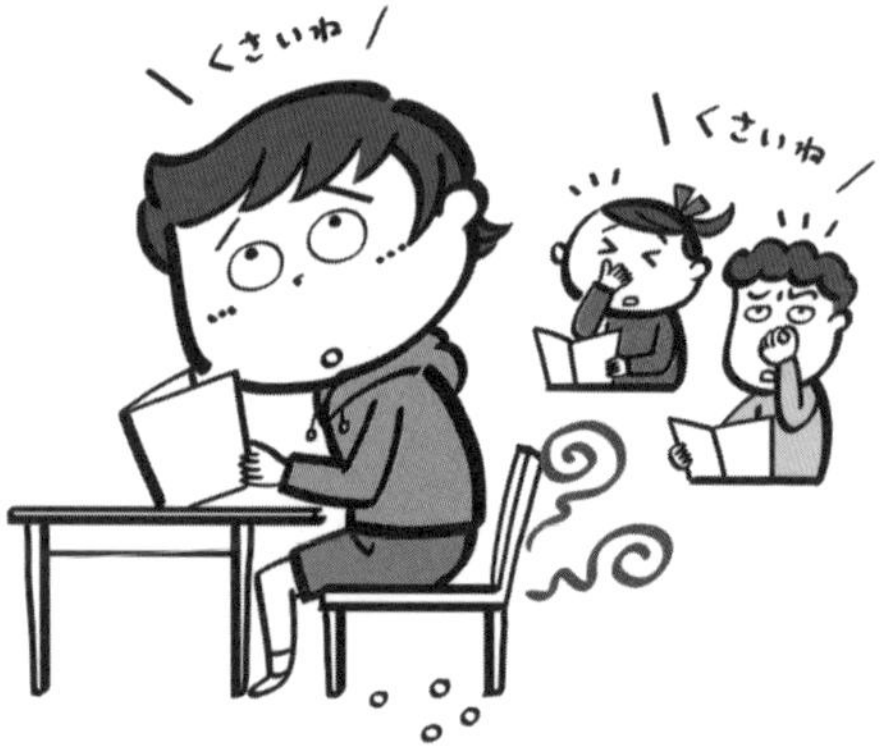

このウンチが漏れ出たとき、当の本人にウンチが出ている実感はまるでありません。これが最初にお話しした「便秘なのに下着が汚れている」ことの原因なのです。

こうして便秘の子どもなのに「ウンチ漏れ」が起こります。そんな状況を知らない母親は、汚れたパンツを見て「小学生にもなってウンチ漏らして！」とか「ちゃんとふきなさい！」とか言って怒ります。**当の子どもは、ウンチを漏らした自覚も、ふけていない自覚もないので、「なんで、こうなっちゃうんだろう…」とひどく落ち込みます。**

「ウンチ漏れ」がひどくなると、周囲にも分かるくらいにおいがします。腸に長くとどまっているウンチのにおいなので、どうしてもくさくなってしまうのです。学校にいれば、クラスの子たちも気づきます。「お前、くせーぞ！」なんて、からかわれることもあるでしょう。いじめに発展することだってあるかもしれません。周りの子もにおいが気になって授業どころではなくなることだってあるでしょう。

家に帰れば母親に叱られ、学校ではくさいとからかわれる。そんな毎日の中で、その子の自己肯定感はどんどん下がっていきます。本人は、自分がなぜくさいのか分からず、誰にも相談できず、勉強にも手がつかず、悶々とした日々を過ごします。**その結果、不登校になってしまう子もいます。**

また、「ウンチ漏れ」だけでなく、「ウンチポロリ」も起こります。液体状になったウンチが漏れてくるだけでなく、肛門をふさいだ「がんこなかったいおっきいウンチ」の一部がポロリと欠けて、肛門から飛び出てくることがあるのです。このウンチは、石のように硬くてコロコロしているので、パンツには染み込まず、パンツの中にとどまります。

そんな「ウンチのかけら」は、歩いたときや走ったときなど、動いたはずみにパンツの中から落ちてきます。すると、教室や家の中に、枝豆くらいの小さなウンチがコロコロ…なんてことに！　それを見つけた先生やお母さんは、きっと「なぜ、ここにウサギの糞が⁉」と驚くことでしょう。

小学生の中には、そうした「ウンチ漏れ」「ウンチポロリ」を教室で起こしたことから、「排泄がコントロールできない子＝支援が必要な子」と判断され、特別扱いを受けることになった子もいます。それが便秘によるものだとは、先生や親はもちろん、本人ですら気づいていないわけで、何とも可哀そうな話です。

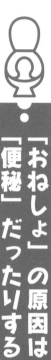

「おねしょ」の原因は「便秘」だったりする

「おねしょが治らない」という理由で、当院を訪れる子がいます。小学校3～4年生になっても、そうした状況が続けば、親としても心配になるのかもしれないですね。

子どものおねしょ（夜尿症）は、「5歳を過ぎて1カ月に1回以上の頻度で夜間睡眠中の尿失禁を認めるものが3カ月以上続くもの」と定義されています。小学校1年生における夜尿症の有病率（病気を持っている人の割合）は10%程度と言われています。その後は年間15%ほどずつ自然に治るとされるので、小学校3～4年生だと4～6%ほど、30人クラスだとすると1～2人ほどは、おねしょをしている子がいるかもしれません（日本泌尿器学会よりデータ抜粋）。

そんな子をよく調べると、便秘が原因だったりすることが珍しくありません。「便秘とおねしょ？それがどう関係しているの？」と思う人もいると思いますが、この二つは密接に結びついているのです。

次ページのイラストを見てください。水分を失った硬くておっきなウンチがたくさんたまった腸の状態を表しています。男性と女性で多少構造は違いますが、ウンチがたまって

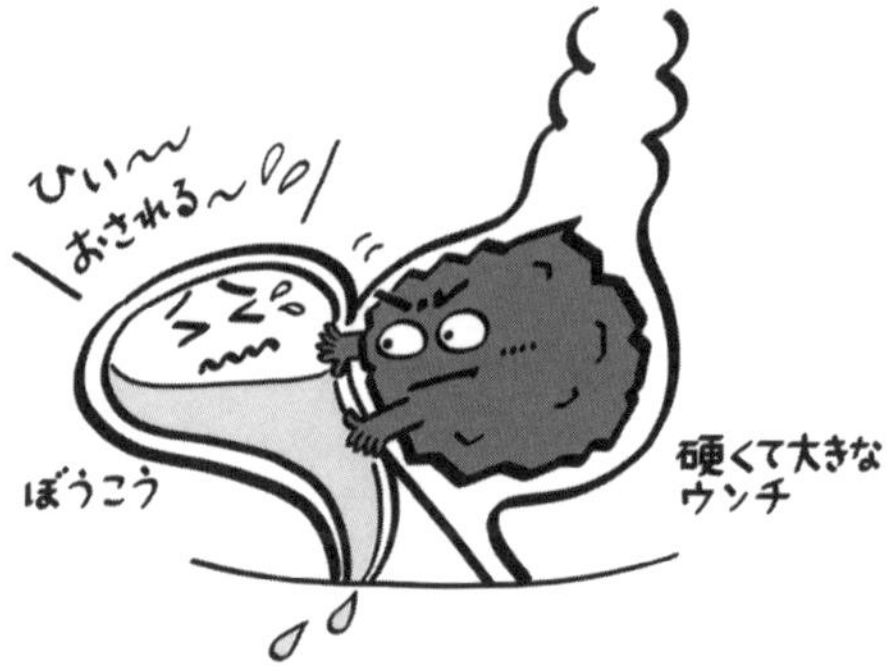

拡張した直腸が、すぐそばにある膀胱を圧迫しているのです。

こうして、圧迫された膀胱は、物理的に小さくなります。すると、膀胱はオシッコをためるところですが、その容量が減り、「オシッコをためられない体」になります。オシッコがためられないので、いわゆる「頻尿」になり、おねしょ（夜尿《やにょう》）をしてしまったり、おもらし（遺尿《いにょう》）をしてしまったりする確率が高まるのです。

また、排便の神経と排尿の神経は互いに影響を与え合っていて、排便がコントロールできないと、排尿に影響を来すことがあります。そのため、便秘が解消したことでおねしょが治るなんてこともあれば、逆におねしょが治ったことで便秘が解消するなんてこともあります。

それだけ、ウンチとオシッコは密接に関連しているのです。医学的には、**便秘の子は尿路感染症、いわゆる「膀胱炎」や「腎《じん》盂《う》腎炎《じんえん》」になるリスクも高まります。**特に女の子はその傾向が顕著で、便秘の女児の66%が、尿路感染症にかかったことがあるとのデータも示されています（日本小児栄養消化器肝臓学会・日本小児消化管機能研究会「小児慢性機能性診療ガイドライン」）。

小学校では、4年生くらいになると林間学校などの宿泊行事があります。お父さん、お母さんがいない状況での初めてのお泊りイベント。多くの子どもたちは、楽しみで胸を弾ませます。

でも、「おねしょ」がある子は大変です。私の知人のK君は林間学校に参加したとき、一日中そのことばかり考えていたと言います。朝、集合したときから、頭の中は夜のことで一杯。なるべく水分は控え、**「おねしょをしないぞ！絶対にしないぞ！」と自分に言い聞かせながら、活動に参加していた**そうです。さぞかし楽しくなかったことでしょう。

それでも、もし、おねしょをしてしまったら、そのことをずっと友達にからかわれ続けるでしょう。子どもにとっては、死活問題です。お母さんとしても、子どもにそんな恥はかかせたくはありません。

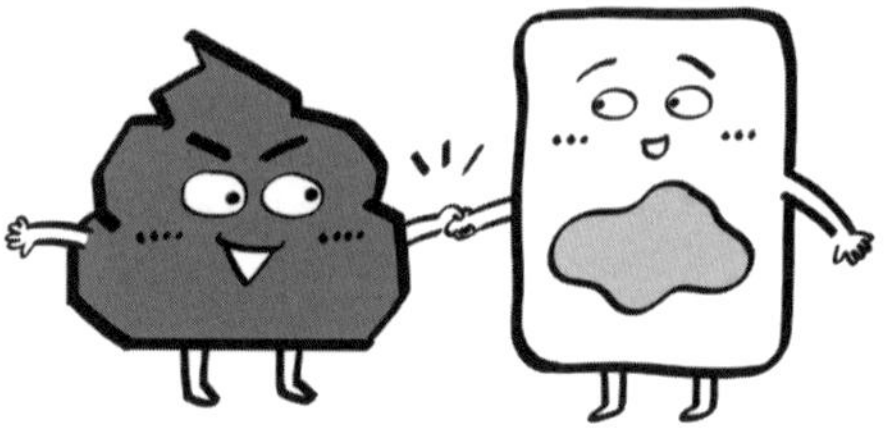

そのため、林間学校が近くなると、「おねしょを治せないでしょうか」と受診に来る親子がいます。そうした子の中には、便秘が原因となっているケースも多く、その場合はまず便秘の治療から開始しないといけないので「あと半年早く来てくれれば…」と思うことも少なくありません。

余談ですが、**男子と女子とで言えば、より深刻なのは男子**です。女子の場合、小学校高学年には生理が始まる子がいるので、最悪特大ナプキンを付けて寝られます。だから、万が一おねしょをしても、多少は誤魔化せます。でも、男子の場合はそうはいきません。

そのため、林間学校や修学旅行などの宿泊行事のとき、先生に「必ず夜中に一回起こして、トイレへ連れていってください」とお願いする保護者がいます。中には「うちの子は、必ず夜中の3時でお願いします」と、時間を指定してくる場合もあるそうです。先生にとっては大変ですが、その子のことを考えたら対応せざるを得ないでしょう。

「ウンチができない」は、教育上もマイナスだらけ！

学校の先生に話を聞くと、「ウンチをした」「おならをした」などの理由でからかわれたり、いじめられたりする子は、今も少なくないそうです。小学校では、特に4〜6年生でそうしたケースが多く、男子がトイレの個室に入ると「誰だ〜！」と騒ぎ立て、扉を蹴ったり、上から水をまいたりする子がいると聞きます。「はじめに」で書いた山田くんの一件と同じようなことが、約30年がたった今も変わらずあることが分かります。

子どもたちが、こうして騒ぎ立てる背景には、**ウンチは「きたないもの」、ウンチをするのは「恥ずかしいこと」という意識**が、どこかにあるからでしょう。でも、考えてみたら不思議です。保育園のうちは、生活をする部屋のすぐ隣にトイレが設置されていることもあって、園児たちはわりと普通にウンチをしています。トイレに行くのは生活の一部といった感じで、「ウンチをしたらバカにされる」なんてことはありません。

いったい、どの段階で「きたない」とか「恥ずかしい」とか、思うようになるのでしょうか。嗅覚の発達とともに、「くさい」と感じるようになり、それが「きたない」とか「恥ずかしい」という感情につながるのでしょうか。

何度も言いますが、**ウンチをするのは、人間としてごく当たり前の営み**です。食事をしたり、睡眠をとったりするのと同じ。ウンチをしない人はいませんし、しなければ生きていけません。なのに、それを特別視するなんておかしな話です。

おうちではウンチについてどのように会話をしていますか?子どもがウンチの話をする

と「きたないからやめなさい！」と言ってはいないでしょうか。

もちろん、理由もなくウンチ、ウンチと言う必要はありませんし、食事のときにあえて話題にする必要もないとは思います。でも、お子さんが赤ちゃんだった頃を思い出してみてください。「ウンチが出た」とか「ちょっと硬かった」とか「今日は軟らかかった」とか「ウンチが数日出ていないからなんか食欲がない気がする」とか、そんな話を家族で自然にしてなかったでしょうか。

子どもがウンチを「きたない」とか「恥ずかしい」とか思う要因が、どこにあるのかは定かではありません。確かにウンチそのものにはいろいろな菌やウイルスが含まれていますから、決してきれいなものとは言えません。でも、ウンチをすること自体はきたなくはないのです。お手洗いの後に手をしっかり洗えば、手についたかもしれない菌やウイルスは問題ないレベルにまで減ります。

ウンチそのものと、ウンチをすることと混同してしまう会話がどこかにないか、ひょっとしたら家族での何気ない会話が、子どもにウンチすることはきたないことなんだという意識を植え付けている可能性があることも、ご理解いただきたいのです。実際に、外来に来られたご家族の方で、「きたない話をして申し訳ないのですが、ウンチが最近出ていないんです」と前置きをされる方がいらっしゃいます。

個人的な経験則で言うと、男子よりも女子の方が、比較的早い段階でウンチを特別視しなくなるような気がします。私の高校時代も、「ちょっとウンチしてくる。くさかったらゴメンね」とか、トイレから帰って来て「出た?」「出た!」「よかったね」なんて会話が、友達同士で普通にされていました。女子には生理があるためか、生理的・生物的なことへの受け入れが早い段階で来るのかもしれません。

「学校でウンチができない」状況は、健康面だけでなく、教育上もさまざまな点でマイナスに作用します。例えば、学習面。便意と闘いながら授業を受けても、先生の話は半分くらいしか頭に入ってきません。数学の方程式も、歴史の年号も、化学の元素記号も、「そんなことよりウンチがしたい!」となってしまいます。ウンチ我慢までの時間を稼ぐために、たまったガスを少しだけ抜こうとして、「ぷ～っ」なんてやってしまったら、もはや授業どころではなくなります。

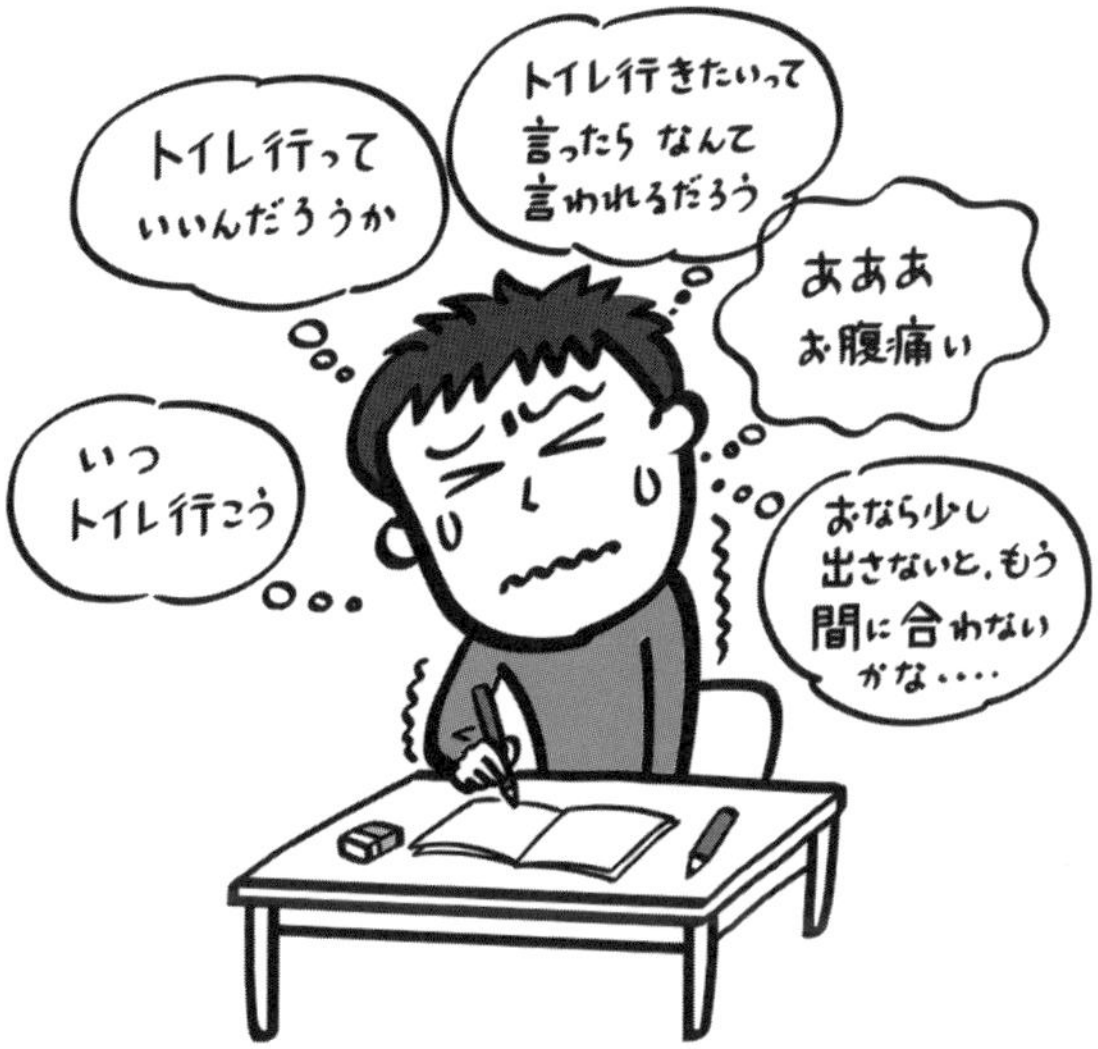
トイレ行きたいって
言ったら なんて
言われるだろう
トイレ行って
いいんだろうか
あああ
お腹痛い
いっ
トイレ行こう
おなら少し
出さないと、もう
間に合わない
かな….

そんな状況がなくなれば、勉強はぐっとはかどります。「便意」と「学習効率」は、反比例の関係にあるのです。便意を感じたときに「トイレに行けばいい」と思えることと自体が大切で、実際にトイレに行かなかったとしても心にゆとりが生まれ、勉強に打ち込めるようになるのです。

学校でウンチをしたことで起こるいじめも深刻な問題です。それが不登校につながり、その子の将来に暗い影を落とすことだってあります。「ウンチをする」という当たり前の営みがもとでそんな憂き目に遭うなんて、それほど理不尽な話があるでしょうか。

こうした教育上の諸問題から考えても、子どもたちが学校でウンチをすることを「当たり前」にしていくことが大事なのです。

第2章

子どもと一緒に「ウンチ学」を学ぼう

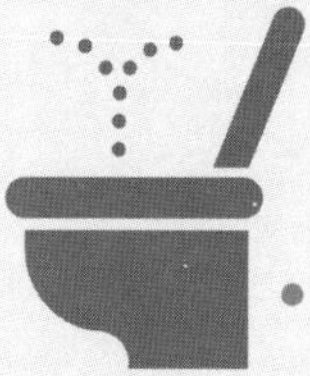

この章のテーマは、ウンチにまつわる「ウンチ学」です。皆さんが日々しているウンチ、どのくらいのことを知っていますか？　そもそもウンチはどうやってできるのか、どうして茶色いのか、どんなウンチがいいウンチなのか、ウンチにいい食べ物は何なのか等について、一つ一つお話ししていこうと思います。

ウンチを知れば、ウンチと付き合えるようになります。あなたのウンチを見る目も変わるかもしれません。

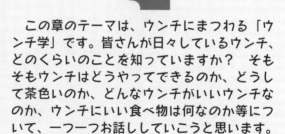

ウンチってどうやってできるの？…無意識の作品

皆さん、人が物を食べてから、それがウンチとして体の外に出るまで、どのくらいの時間がかかると思いますか？　個人差はありますが、生後1～3カ月の赤ちゃんで8・5時間、4～24カ月で16時間、3～13歳で26時間、思春期以降の成人の場合は24～48時間程度と言われています。もちろん、便秘の人の場合は、ウンチができてもすぐには外へ出て行かないので、さらに長い間、体内にとどまります。**1週間前に食べたものが出るなんてこともあり得るでしょう。**

変な言い方になりますが、ウンチはそれだけ長い時間をかけて、じっくりと、丹念に、精魂込めて作り上げられます。口に入れたものは、ご飯であろうと、お肉であろうと、野菜であろうと、お菓子であろうと、すべてウンチという「作品」となって、お尻の穴から出てくるのですウンチがどのように作られるのか。どなたも小中学校で習ってはいるはずですが、忘れてしまった人も多いと思うので、ここでもう一度ご説明したいと思います。**このプロセスを知ることは、便秘を解消し、良いウンチを出す上でも大切**なので、しっかりとご理解ください。

まず、口の中に入った食べ物は、食道を通って胃に運ばれます。胃は「食べ物を消化するところ」というイメージを持っている人もいますが、タンパク質などの一部の栄養素を除けば、さほど消化はしません。では、何をしているかというと、食べ物の「かく拌《はん》」です。グネグネと動いて、入って来た食べ物を胃液と混ぜながら砕き、ぐちゃぐちゃにするのです。これを「ぜん動運動」と言い、なかなかアグレッシブです。

そうして、ぐちゃぐちゃになった食べ物は、続いて十二指腸に送られます。十二指腸と聞いても、どんな臓器か今一つピンとこない…という人は多いと思いますが、ここでとても大切な作業が行われます。それは糖質と脂質、タンパク質の分解です。具体的に、膵臓から分泌される「膵液」と胆嚢から分泌される「胆汁」が、管を通って十二指腸で合流し、食べ物の糖質と脂質、そしてタンパク質を分解して栄養素として取り込めるようにするのです。

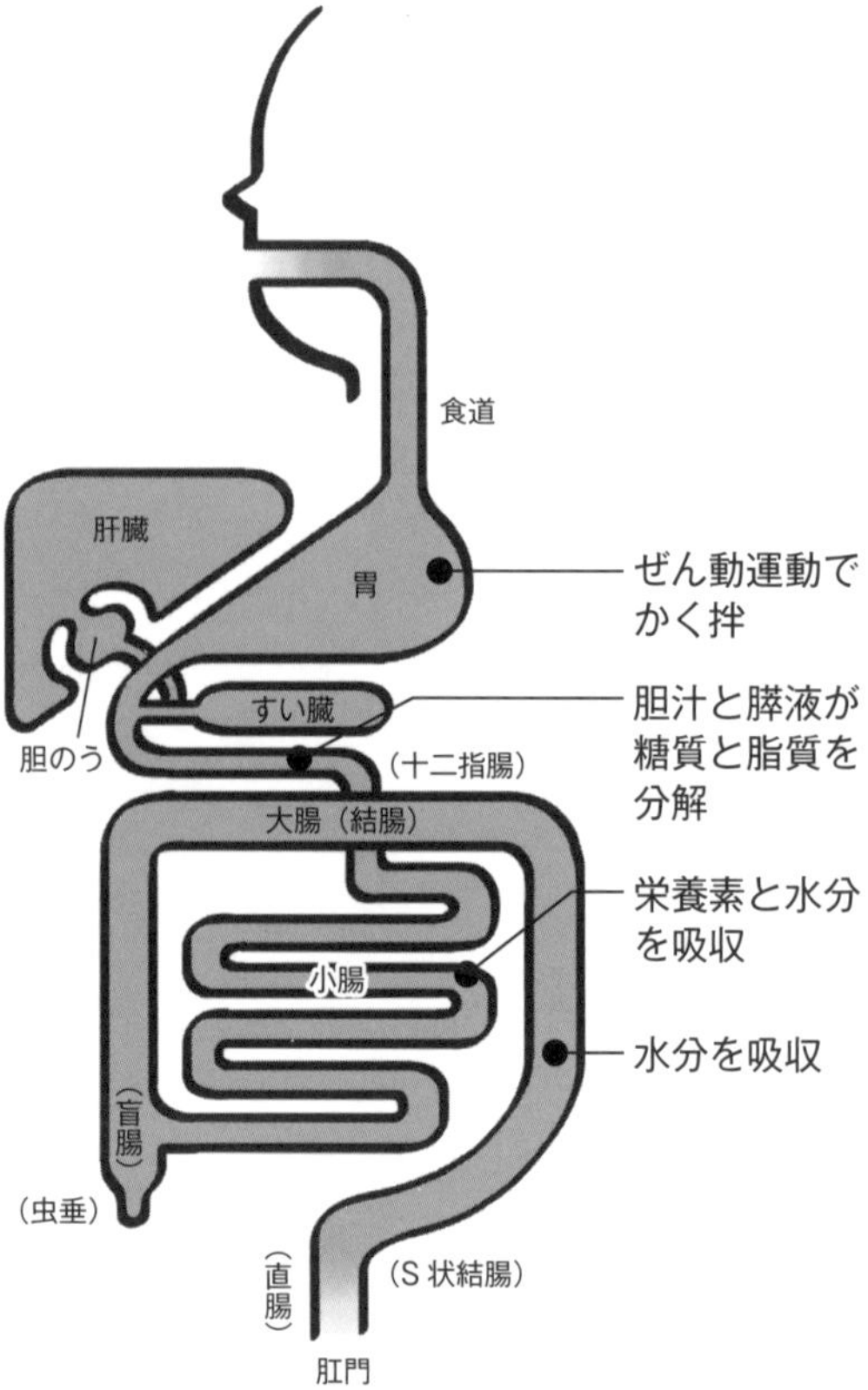

「インスリン」という言葉を聞いたことがある人も多いと思いますが、これは膵臓から分泌されるホルモンです。膵臓の調子が悪くなったり、膵臓が働きすぎて疲れたりしたときはインスリンを十分に作れなくなります。すると、糖分を利用できなくなり、血液中の糖分が高くなります。これがいわゆる糖尿病です。

こうして、栄養分として取り込める状態になった食べ物は、続いて小腸へと送られます。小腸は、長さが6〜7メートル、内壁には無数のひだがついていて、トータルの表面積は約200平方メートルにも及びます。**200平方メートルとは、実にテニスコート1面分の広さです**。一人の人間の中に、そんな臓器が存在しているなんて、実に驚くべきことです。その主たる役割は、栄養素の吸収。膵液や胆汁によって分解された栄養素は、小腸の壁にあるひだから取り込まれます。

そうして、栄養素が取り込まれた食べ物（もうこの時点では「ウンチ」と呼んでいいと思いますが）は、続いて大腸へと送られます。大腸の主な役割は水分の吸収。**小腸でもかなりの水分が吸収されますが、大腸でも適度に水分が吸収され、ちょうど良い硬さのウン**

チが作られていきます。そして、S状結腸、直腸、肛門を通過して、ウンチは体の外へと出ていきます。24～48時間の長い長い旅路。出てきたウンチに、思わず「お疲れ様でした！」と声を掛けたくなります。

この一連のプロセスの中で、私たちが意識的に行っているのは「食べる」という入口の作業と、「排便する」という出口の作業だけです。それ以外は、すべて無意識のうちに行われます。そう考えると、「私たちの体ってすごい！」と思わないでしょうか。

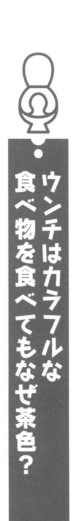

ウンチはカラフルな食べ物を食べてもなぜ茶色？

ウンチはなぜ茶色いと思いますか？「そんなこと考えたことがない！」と言う人が大半だとは思いますが、よくよく考えてみたら不思議な話じゃないでしょうか。**白色のお米**

を食べても、赤いトマトを食べても、緑色のキャベツを食べても、黄色の玉子焼きを食べても、すべては茶色いウンチとなって出てくるのです。

ウンチがなぜ茶色いのか、少し複雑ですが、その仕組みを簡単に説明していきたいと思います。

私たちが生きるためには血液が必要ですが、その中には無数の赤血球があります。赤血球は身体の隅々に酸素を運ぶという重要な役割を果たしていて、赤血球があるから血は赤く見えるのです。その働き者の赤血球の寿命は約120日。それを過ぎると、役割を終えた赤血球は脾臓という場所で壊され、肝臓に運ばれます。そして**「ビリルビン」という黄色い老廃物**になります。

皆さん、打撲でできた青いあざが、時間とともに黄色くなった…なんて経験がないでしょうか。実はこのあざの黄色い色の正体こそ、破壊された赤血球からできたビリルビンなのです。

赤血球の老廃物であるビリルビンは体外に出さなければならないので、肝臓から胆汁の一部として十二指腸へ出され、食べ物と合流します。これが小腸、大腸の腸内細菌の作用で少しずつ黄色から濃くなり、最終的に茶色になるのです。ちなみに、オシッコの色が黄色いのも、このビリルビンをもとに作られているからです。

つまり私たちの排泄物の色は、ウンチにしろオシッコにしろ、もとは赤血球の老廃物の色だったんです。

とはいえ、ウンチの色はいつも均一とは限りません。皆さんも、**ウンチの色が濃かったり薄かったりする**ことは、日常的にあると思います。例えば、肉類や海苔を多く食べれば黒っぽいウンチが出ます。肉類、特にステーキをレアで食べた場合には血液が混ざっているので、胃潰瘍で出血している場合と同じく、腸内を通過する間に黒っぽく変色します。

また、海苔やわかめは不消化なのでそのまま黒っぽいウンチとなって出てきますし、きのこ類や、トマトの皮などもそのままでてきます。時折、「赤いウンチがでた！」と心配して受診に来られる方がいますが、よくよく便をみたらトマトの皮だった…なんてこともあります。このように、カラフルなウンチにはならないとしても、多少は食べ物の影響は受けます。

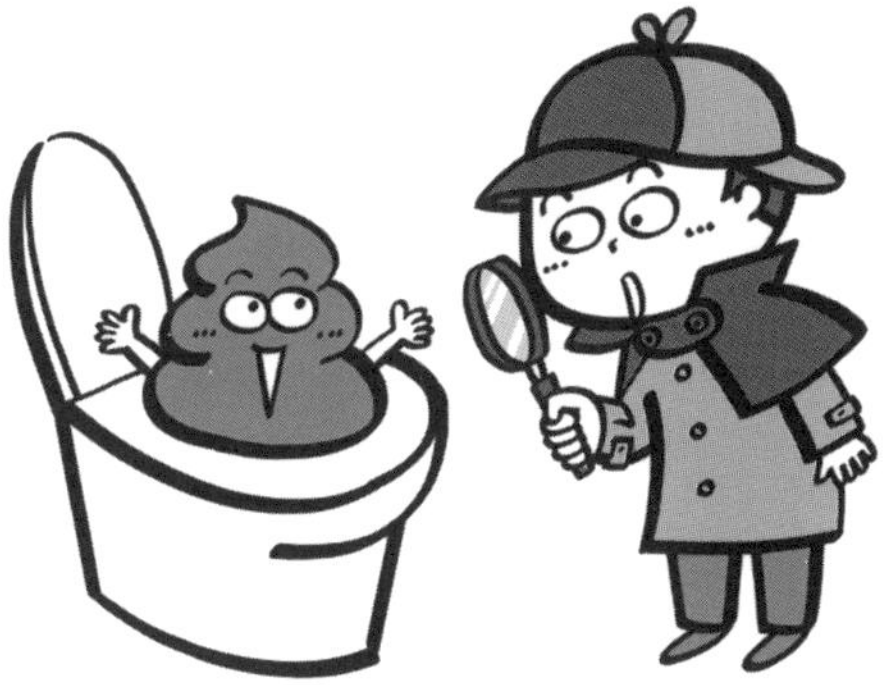

注意すべきは、「赤」「白」「黒」のウンチが出たときです。**赤色の場合は、肛門付近の出血が疑われます。一般的に頻度で多いのは、痔。次に多いのは食中毒による血便です。**成人の場合は、大腸癌によることもあるので、より注意が必要です。

食中毒による血便の場合は、同時に発熱や下痢の症状が出ることがあるので、気がつくでしょう。受診した方がよい場合が多いのですが、ウンチそのものを診察のときに持っていくのは難しいので、携帯でウンチの写真を撮っておくと診察の助けになります。

白色もしくは黄色っぽいウンチが出たときは、胃腸炎の疑いがあります。胆汁の分泌が十分になされず、先ほど説明したビリルビンが混ざらない状態で、十二指腸を通過してしまっている状態です。暴飲暴食や風邪のときなども、胆汁の分泌が足りなかったり、減ったりして、ウンチが白〜黄色っぽくなりがちです。

黒色のウンチが出たときは、胃潰瘍が疑われます。胃に出血があると、それがウンチに混ざり、腸を通過する間に黒っぽく変色するのです。

皆さんは普段、自分のウンチをじっくりと見ることなんてあまりないと思います。でも、ウンチの色は、健康のバロメーターにもなります。できれば毎回観察をして、ウンチの硬さだけでなく、色が赤かったり、白かったり、黒かったりしないか、確認することをお勧めします。

「ウンチ出し」は高度な技術…力を入れて力を抜く!?

さて、ウンチという茶色い作品が出来上がりましたが、私たちの体にとっては必要のないものなので、外に出してあげないといけません。

でも、ウンチって完成した後、ただ漏れになりませんよね？どうしてでしょう？実は、小腸、大腸を通って、S状結腸までやって来たウンチは、ここでいったん、「一時停止」されます。S状結腸は、文字通りS字状のカーブになっていて、そこから先には簡単に行けないような仕組みになっているのです。

その様子を表しているのが次ページの図です。ウンチを通せんぼしているのは、「恥骨直腸筋」という筋肉で、普段からS状結腸をグイっと引っ張り上げる形で、通り道をふさいでいます。私はこれを**「ウンチ持ち上げ筋」**と呼んでいます。

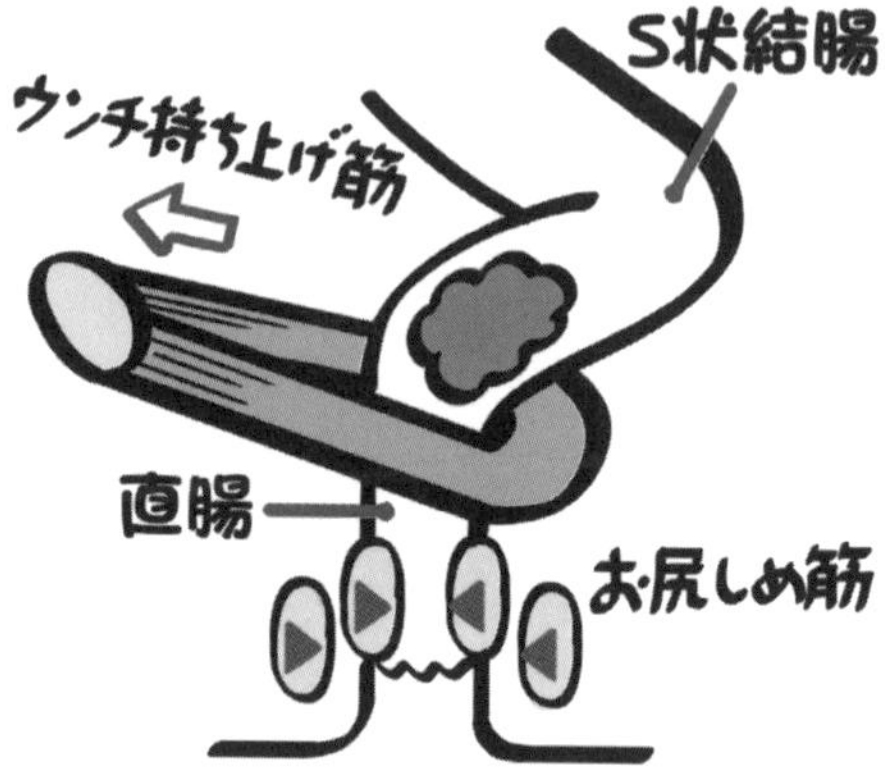

このウンチ持ち上げ筋を通過した先は直腸となりますが、ここにもう一つ関門があります。「内肛門括約筋」と「外肛門括約筋」で、私はこれらをまとめて「**お尻しめ筋**」と呼んでいます。

このように、出口の前には二重のロックがかかっています。**なぜに、これほど厳重なのかといえば、ウンチがだだ漏れにならないようにするためです。**そのため、ウンチをするときには、このセキュリティを解除する必要がありますが、これがなかなか簡単ではありません。

その様子を示したのが次ページの図です。まず、お腹にぐっと力を入れて、ウンチを押し出す作業が必要になります。とはいえ、いくら力を入れていきんでも、ウンチ持ち上げ筋が通せんぼしている状態では、ウンチはちっとも前へ進みません。そのため、この筋肉を「緩める」作業が必要になります。そうすることで、通行止めが解除され、ウンチは直腸へと向かえるのです。

そうして直腸にやって来たウンチの前には、最後の門番・お尻しめ筋があります。これを同じく「緩める」ことで、ウンチは晴れて体の外へと出て行けるのです。

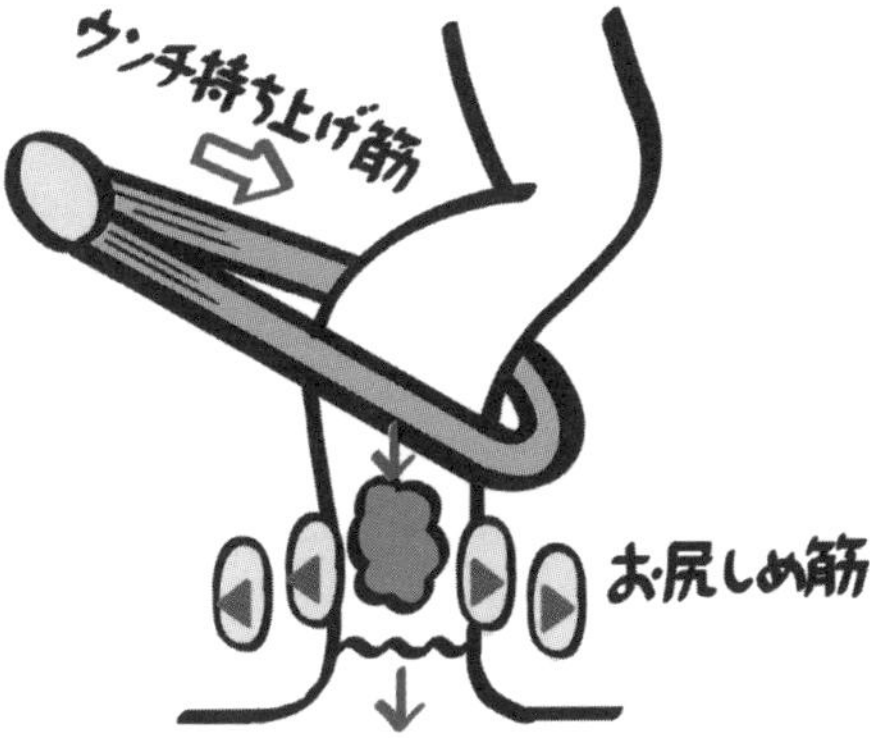

つまり、ウンチを出すときは、腹圧をかけてウンチを「押し出す」作業と、ウンチ持ち上げ筋とお尻しめ筋を「緩める」という作業を同時にする必要があります。言い換えれば、**一方で力を入れながら、一方で力を抜くという高度な技術が求められるのです。**これってすごいことだと思いませんか？

ウンチを出そうと踏ん張って、出そうだけど出ない、出たかと思ったら引っ込んだ…なんて経験が皆さんもあると思いますが、腹圧と二つの筋肉による、激しい攻防戦が繰り広げられているのです。

もう一つ、ウンチを出すときに関係してくるのが、自律神経である交感神経と副交感神経です。これらは私たちが意識して働かせられるものではありません。身体がその時々に応じて無意識に両方のバランスをうまく取りながら、問題なく生きていけるように調整されています。

交感神経が活性化しているときは興奮したりドキドキしたり血管や筋肉がぎゅっと縮こまっている状態。イメージとしては、ボクシングの試合を観ているときような状態です。副交感神経が活性化しているときは、リラックスして血管が広がり、筋肉も緩んでいる状態。イメージとしては、フワフワのお布団の上で横になっているときのような状態です。

この二つの神経が腸にどういう働きをするかというと、腸を動かしたり「ウンチ持ち上げ筋」を緩めたりするのが「リラックス神経」である副交感神経で、「お尻しめ筋」をぎゅっとしめてウンチを我慢させるのが「興奮神経」である交感神経です。

次の項目で詳しく話しますが、ご飯を食べたときなどは、リラックス神経が働き、腸がよく動きます。そのとき「ウンチ持ち上げ筋」も緩みます。するとS状結腸の上で止まっていたウンチが直腸、つまりS状結腸の下の部分にニョロニョロと移動します。このS状結腸から移動してきたウンチが直腸にたまり、直腸の壁を押すのが「便意」なのです。

そうして便意がやって来て、すぐ出せればいいのですが、トイレが近くにない場合はそうはいきません。リラックス神経が働いて「ウンチ出せ出せ」という信号が来ているけど、ウンチは出せない。そのため「お尻しめ筋」で必死にふさぎ止めるわけです。

そうして晴れてトイレに着いたら、「お尻しめ筋」を開放して、ウンチを出すことができます。出してスッキリ、気持ちいいー！快感！ってなるときがありませんか？あれは、リラックス神経が働いている状態なんです。

こうして時間をかけて作られた「ウンチ」という茶色い作品は、力を入れて力を抜いて、緊張しつつリラックスして、やっと体の外に出されます。私たちは、なんとも高度なことをしているんですね。

もう少し話を広げると、人はストレスを感じると、興奮神経の方が優位に働きます。すると、腸の動きがゆっくりになり、体は無意識的にウンチを我慢しようとします。つまり、ストレスが原因で便秘になることもあるのです。子どもの場合も同様で、ストレスにさらされる状態が続くと、ウンチが出にくい体質になることがあります。

ウンチ出しのコツ「はっけよーい！」でチャンスを逃さず出すべし

ここまで、ウンチが出るまでのメカニズムについて説明をしてきましたが、ここではどのようにすればウンチが出やすくなるのか、ちょっとしたコツを紹介していきたいと思います。

まず、一つ目は「姿勢」です。洋式トイレでウンチをするとき、皆さんはどんな姿勢をしていますか？中には、背筋を伸ばしてまっすぐな姿勢で…なんて人もいるかもしれませんが、この格好だとウンチは出にくいものがあります。先の項目に挙げた「ウンチ持ち上げ筋」が、構造的に緩みにくいからです。

では、どのような姿勢がよいのでしょうか。望ましいのは、やや前傾姿勢を取ることです。**分かりやすい例を挙げれば、ロダンの彫刻「考える人」**。かの名作は、本当は「ウンチをする人」を表現したのではないかと思うくらい、理想的な姿勢です（ロダンが生きていたら怒られそうですが…）。

実を言うと、和式トイレでウンチをするときは、自然と前傾姿勢になります。つまり、ウンチを出すという目的を達する上では、洋式よりも和式の方が理にかなっているので

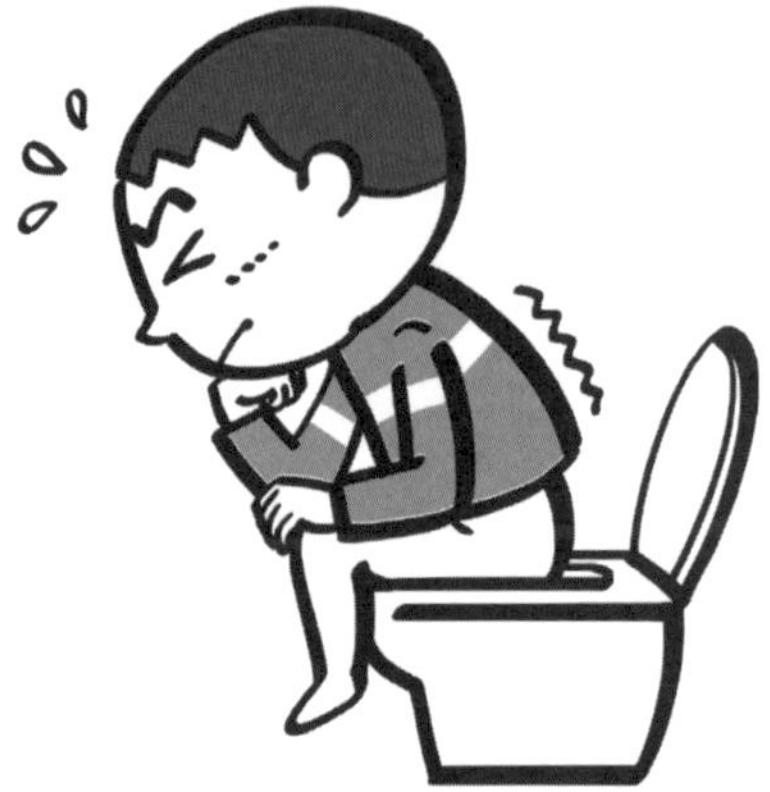

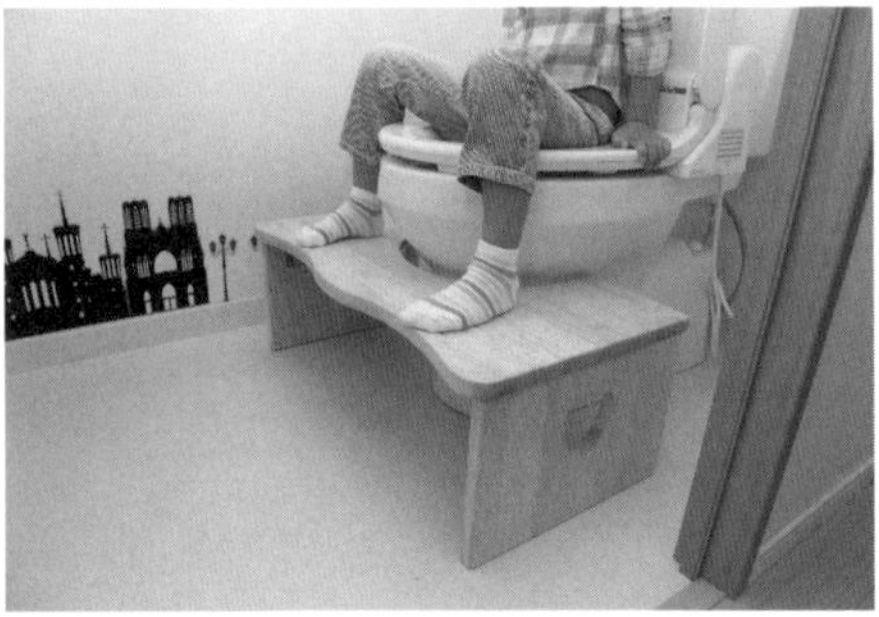

画像提供　株式会社ホームテイスト

す。そのため、どうしてもウンチが出ないときは、洋式トイレの便座の左右もしくは前に足台を置き、足をそこにつけ、膝を曲げた状態になるようにして使うというのも一つの手です。

学校ではなかなか難しいですが、自宅の場合、右の写真ような足台を置くことができます。実際にこの足台を置くだけで、ウンチが出やすくなった子もいます。

同様に、「立合いの姿勢」になるのも効果的です。「立合いの姿勢」とは、お相撲さんが立合いの前に取る姿勢で、太ももがお腹につくような感じです。便秘の治療で診療に来た子どもに排便をさせる際、おむつをしている年齢の子のときは、私は浣腸をした後に、仰向けに寝かせた状態で足を持ち、膝をお腹の方向にぎゅーっと少し押してあげることがあります。そうすることで腹圧をかけやすくなり、腸から肛門への道筋ができ、ウンチが出やすくなります。**「はっけよーい」でウンチをするイメージ**です。

二つ目は、「タイミング」です。人には、ウンチが出やすいタイミングというのがあり、これを逃さないことが大切です。

人間には、「胃・結腸反射」と「姿勢・結腸反射」という二つのメカニズムが備わっています。「胃・結腸反射」とは、胃に食べ物が入ると、大腸が動き、直腸にウンチを送り出すというものです。皆さんも、**ご飯を食べたら途端にウンチがしたくなった…なんてことがあると思いますが、これは「胃・結腸反射」が起きているから**です。胃に食べ物が入ると、脳がそれを認識し、腸を動かすように信号が送られるのです。

よく、「食べたらすぐ出るときは、食べるのを控えた方がいいんですよね？」と聞かれることがあるのですが（特に下痢のとき）、食べたら出したくなるのは自然な反応ですので心配することはないでしょう。口と出口は直結していません。

もう一つの「姿勢・結腸反射」とは、別名「起立反射」とも言い、**寝ている態勢から立ち上がると、大腸が動きだす**というものです。逆に、寝ている姿勢では腸はほとんど活動しないので、介護・医療現場で寝たきりの人にウンチをさせるのは、なかなか大変です。

この「胃・結腸反射」や「姿勢・結腸反射」が起こるタイミングでトイレに行けば、便秘気味な人でもウンチが出る確率は高まります。**一番良いのは、朝食を食べた後**。夜間ずっと寝ていた状態から朝起き上がることで「姿勢・結腸反射」が起きている上に、朝食を食べて「胃・結腸反射」も起きています。二つの反射がダブルで起きている状態が最適のタイミングで、子どもにはこのタイミングでウンチに行くよう伝えるとよいでしょう。

そのためには、朝ご飯をしっかり食べて便意が来たときに、ウンチをする時間の確保が必要になります。だからこそ早起きをして、朝の時間に余裕があることが大切なのです。朝せっかく便意が来ても、遅れそうだから我慢！となれば意味がありません。

また、食事の後と起き上がったときが、身体の仕組みとして便意を感じやすいんだと知っておくことで、ある程度ウンチ対策もできるかもしれません。予測ができるというわけです。

タイミングよく便意を感じたら、そのチャンスを逃さずに、「はっけよーい」の体勢でウンチをしましょう。

ウンチがくさいのなんで？くさくないウンチにしたい！

ウンチには、独特のにおいがあります。漢字に当てはめれば「匂い」ではなく「臭い」。大半の人は「くさい」と感じます。子どもたちがウンチを「きたない」「恥ずかしい」と感じている理由の一つは、ここにあるのかもしれません。

とはいえ、ウンチのくささは、常に同じではありません。**飛びっきりくさいウンチが出ることもあれば、さほどくさくないウンチが出ることもあります。**おならも同様で、においが強烈なこともあれば、音だけは立派で、においはほとんどしないなんてこともあります。

この違いはどのように生じるかというと、腸内環境と密接に関わっています。大腸は数兆個にも上る大量の細菌が住んでいます。それら細菌にはいろいろな種類があり、その中には、善玉菌（ビフィズス菌、乳酸菌など）と悪玉菌（ウエルシュ菌、病原性大腸菌など）がいます。このウェルシュ菌などの悪玉菌こそが、くさいウンチ、くさいおならの犯人なのです。

ちなみに、腸内環境が良くなると免疫力が高まり、感染症にもかかりにくくなるとの報告もあります。その意味でも、善玉菌を増やすことはとっても大切です。

では、どのようにしたら善玉菌を増やせるかというと、**「プロバイオティクス」と「プレバイオティクス」の両方を摂取するのが効果的**な方法です。

まず「プロバイオティクス」とは何かというと、「十分量を摂取したときに宿主に有益な効果を与える生きた微生物」（FAO／WHO）という定義の公表がなされています。その微生物を含む食品（ヨーグルトや乳酸菌飲料）自体を「プロバイオティクス」と呼ぶことがあります。要するに、「しっかり食べると人に良い効果をもたらす、生きている菌を含む食品や薬剤」のことです。

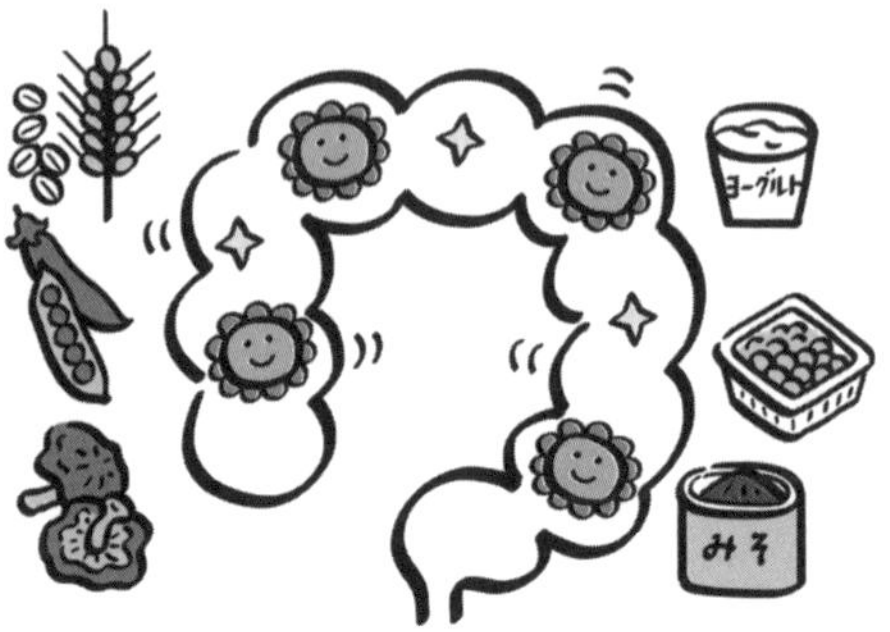

「プロバイオティクス」が入った食料品の代表格は、皆さんもご存じ、ヨーグルトです。ただ、一言で「ヨーグルト」と言っても、さまざまな種類の商品が売られており、入っている菌の種類も多種多様です。どの菌が有効かは個人差があるので、できればいろいろな種類のヨーグルトを食べてみることをお勧めします。

「ヨーグルトに含まれる良い菌は、胃酸などで死滅しないのですか？」とよく聞かれますが、死んだ菌でも効果があると言われています。商品の中には、「生きたまま腸に届く」と謳っているものもありますので、そうしたヨーグルトを選ぶのもよいでしょう。ヨーグルトは無糖のものにし、そこにりんごやプルーンや桃などのフルーツのピューレを入れることをお勧めします。これらのフルーツには、便を軟らかくする効果があると言われているからです。

また、ヨーグルト以外では、納豆や味噌、チーズ、ぬか漬けなどの発酵食品も生きて腸に届く「プロバイオティクス」として働くと言われています。

もう一つの「プレバイオティクス」は、「大腸内の特定の細菌の増殖および活性を選択的に変化させることより、宿主に有利な影響を与え、宿主の健康を改善する難消化性食品成分」と定義されています。つまり、腸内環境を整え、「プロバイオティクス」の餌になったり活性化をうながしたりし、人に良い影響を与える食べものです。

実はこちらの方が、日本人は不足しがちです。「プレバイオティクス」には、「水溶性食物繊維」「オリゴ糖」などの種類がありますが、腸内環境を整える上で効果的なのは「水溶性食物繊維」です。これが豊富に含まれた食品としては、大麦、インゲン豆、グリーンピース、ひよこまめ、モロヘイヤ、きくらげ、干し椎茸などがあります。

とはいえ、これらの食材をバランス良く使って日々の献立を組み立てるのは、簡単ではありません。そこでお勧めしたいのは、ご飯に大麦とアマランサスを入れ、麦ごはんにすることです。おかずではなく主食を変えることで、毎日無理なく「プレバイオティクス」を摂ることができます。

私の場合は、お米1合あたり、もち麦（大麦の一種）おおさじ3と「アマランサス」おおさじ1を入れ、水を100mlくらい多めにして炊いています。「アマランサス」とは、「驚異の穀物」と注目されている健康食品で、食物繊維や鉄分、タンパク質、カルシウムなどを豊富に含んでいます。

こうして腸に良い菌を含む「プロバイオティクス」と良い菌の餌になり活性化を促す「プレバイオティクス」をコンスタントに摂れれば、次第に腸内環境は整い、ウンチのにおいも少なくなっていきます。そうなれば、授業中にこっそりおならをしてもばれずにすむかもしれませんし、子どもたちが持つ「ウンチはくさい！」というイメージも少しは薄らぐかもしれません。

また、腸内環境が整えば、ウンチが軟らかくなり、出しやすくなります。この点については、次の項目でもう少し掘り下げて解説します。

「良いウンチ」って、どんなウンチ？

ここまで、ウンチの色やにおい、食べてから出すまでの長い道のり、ウンチを出すことの難しさなどについて説明してきました。少しずつ「ウンチ博士」に近づいてきたと思いますが、ここではそもそも「良いウンチ」とはどんなウンチなのかについて、ご説明をしたいと思います。

一口に「ウンチ」と言っても、形状は実にさまざまです。とっても硬いウンチが出ることもあれば、びしゃびしゃのウンチが出ることもあります。こうしたウンチの数々を専門家が分類をして、まとめたものがあります。「ブリストルスケール」と言い、イギリスにあるブリストル大学の Heaton 博士が提唱したため、このような名前が付けられています。

「ブリストルスケール」では、ウンチを7段階に分類していて、数字が小さくなるにつれて、水分が少なくなります。

次ページの表は「ブリストルスケール」をもとに、私が7つのウンチに名前を付けたものです。この中で、どこからどこまでが「良いウンチ」だと思いますか？また、どこからが「便秘」だと思いますか？

実は、「ブリストルスケール」が「良いウンチ」と定めているのは、④の「ソーセージウンチ」と「蛇ウンチ」、⑤の「しずくウンチ」の三つだけです。そして、①の「うさぎウンチ」と②の「ふ菓子ウンチ」が出ているようなら、便秘状態にあると言えます。

それとは逆に、下痢気味の場合は⑥の「泥ウンチ」、⑦の「水ウンチ」が出ます。また、

７つのウンチ

今日《きょう》はどのウンチが出《で》た？

①
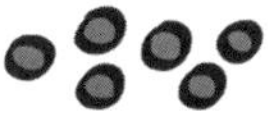
コロコロ硬《かた》い「うさぎウンチ」

②
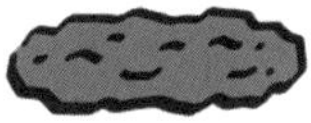
表面《ひょうめん》ひび割《わ》れ「ふ菓子《がし》ウンチ」

③
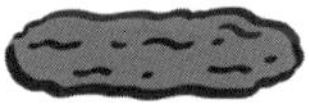
硬《かた》いボコボコ「ゴーヤウンチ」

④
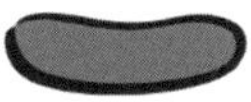
軟《やわ》らかい「ソーセージウンチ」

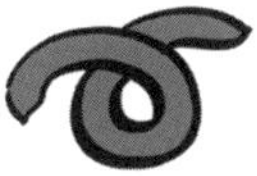
とぐろを巻《ま》いた「蛇《へび》ウンチ」

⑤
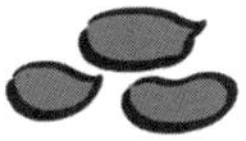
楽《らく》にポトンと「しずくウンチ」

⑥
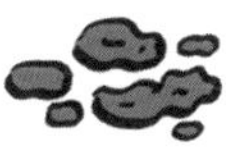
びちゃびちゃの「泥《どろ》ウンチ」

⑦
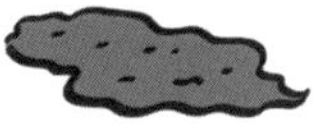
もはや液体《えきたい》「水《みず》ウンチ」

第1章で述べたように、便秘の子が「ウンチ漏れ」を起こしているような場合も、これらのウンチが出ます。つまり、⑥や⑦のウンチが少し出ているからといって、必ずしも下痢とは限らず、便秘だという可能性もあるのです。

また、日々のストレスが原因で、数カ月にわたって便秘と下痢を繰り返す人がいます。「過敏性腸症候群」と言われる病気で、成人ではおよそ10％程度の人が該当し、小中学生も数パーセントはいると言われています。

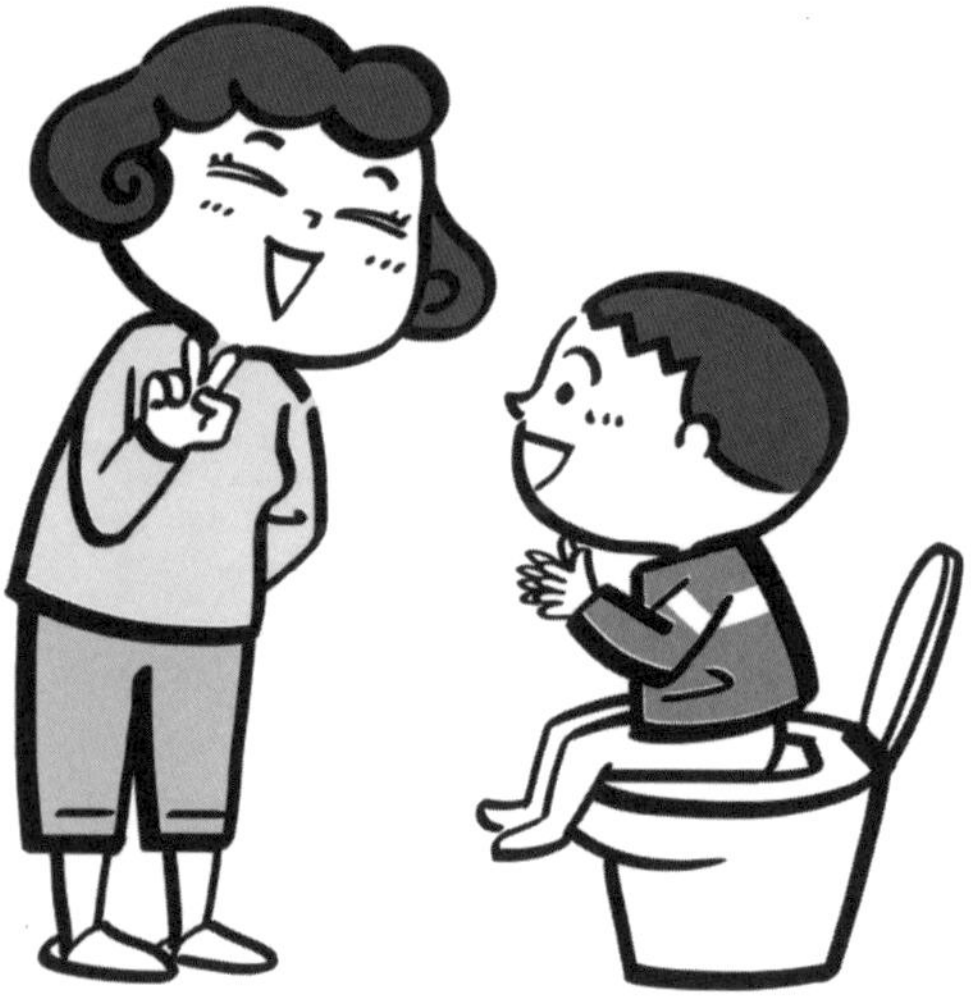

「ブリストルスケール」の他に、「良いウンチ」の指標としては、以下のようなことが挙げられます。

・毎日、もしくは1日おきに出る
・少しの腹圧でスルっと出る
・5分以内にウンチが出る（理想は1～2分）
・お尻をふいたときに血がつかない
・便器が詰まるほど大きなウンチではない

いかがでしょうか。子どもが①～⑦のどのタイプのウンチをしているか、把握しているお母さんは、少ないいんじゃないでしょうか。

自分のウンチでさえ、十分に分かっていない中で、子どものウンチを把握するのは容易ではありません。どうでしょう？親子でウンチを観察してみるなんていうのも、楽しいかもしれませんね。

便秘対策の2本柱 その①「軟らかウンチ」への道

便秘をなくすためには、「ウンチを我慢してため込まないこと」が大事だと、第1章で述べました。これが一つ目の柱だとすれば、もう一つの柱は「ウンチを軟らかくする」ことです。そのためには、次の4つが大事になってきます。

① 食物繊維をしっかり摂取する
② Pのつくフルーツを食べる
③「プロバイオティクス」を含むヨーグルトなどを摂取する
④ 脱水が疑われるときは水分をしっかり摂取する

何より大切なのは、①の食物繊維をしっかり摂取することです。「食物繊維は便秘に良い」という話は耳にしたことのある人も多いと思いますが、海外の医学論文においても、その有効性は確認されています。

では、どのくらい食物繊維を摂ればよいかというと、「Uptodate」という根拠のある最新データサイトからの情報によれば、2歳までは1日5グラム、2歳以上は年齢プラス5〜10グラム、例えば4歳の子ならば1日9〜14グラムは必要となります。

これだけの量の食物繊維を摂るのはなかなか大変です。食物繊維が豊富な食べ物の一つに豆類がありますが、これを毎日の献立に加えるのは容易ではありません。では、どうすればよいかというと、一つ前の項目で説明した「**主食のごはんを麦ごはんにする**」がお勧めです。主食は毎日食べるので、取り入れやすく継続しやすいからです。

白米の場合、100グラム中0・3グラムしか食物繊維が含まれていませんが、白米1合につき「もち麦大さじ3」と「アマランサス大さじ1」を加えて炊くと、食物繊維は実に6・8グラムにも上ります。

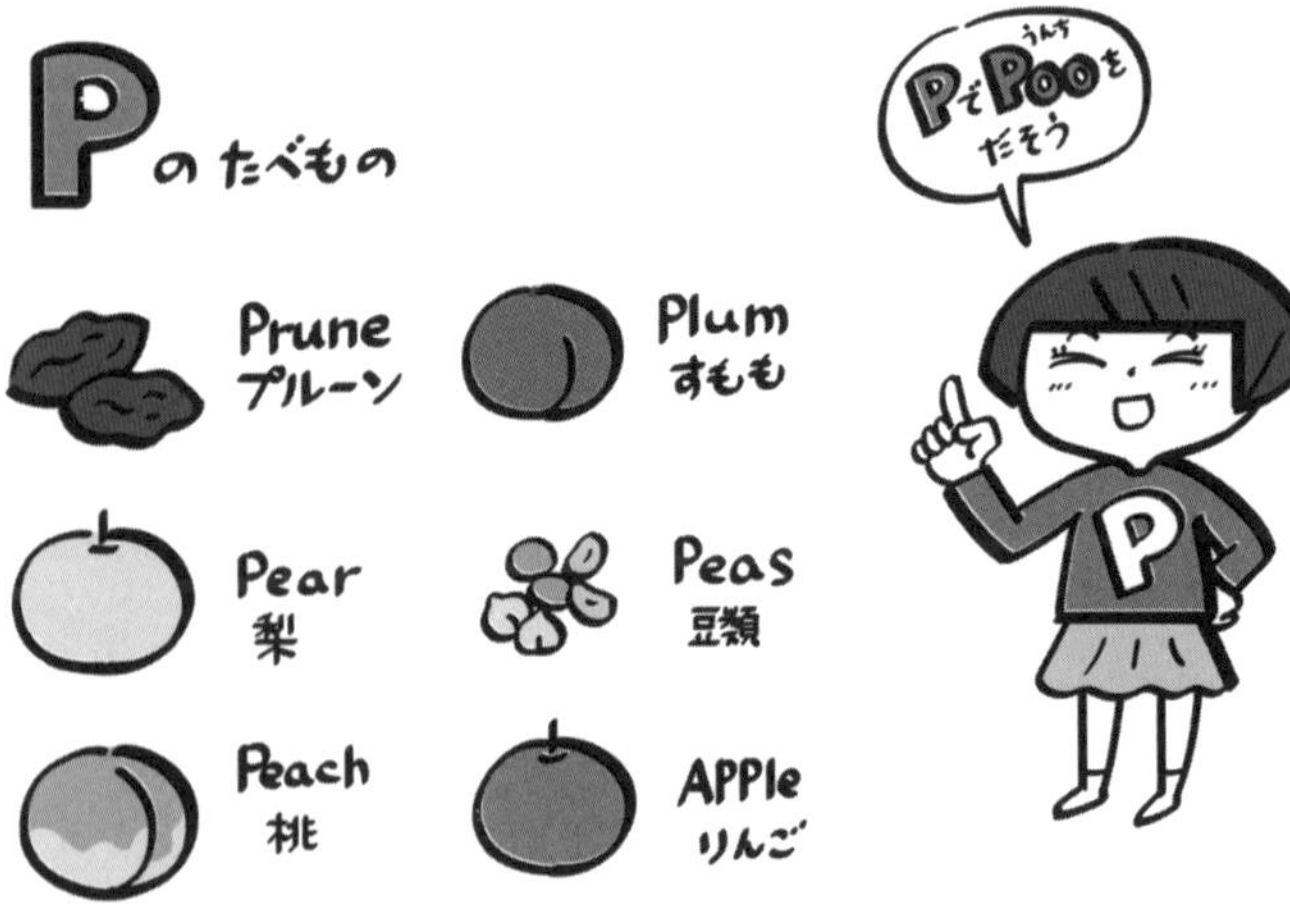
Pのたべもの
Prune
プルーン
Plum
すもも
Pear
梨
Peas
豆類
Peach
桃
APPle
りんご
PでPoo《うんち》を
だそう

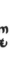

その他では、オーツ麦が原料のオートミール、全粒粉のパン、豆類、すりごまなどにも、食物繊維が豊富に入っています。我が家の場合は、お味噌汁に大さじ1ほどのすりごまを入れています。風味もぐっとアップするので、ぜひやってみてください。

②のPがつくフルーツとは、具体的に**「ソルビトール」という糖アルコールが含まれているプルーン(Prune)、梨（Pear)、桃（Peach)、スモモ（Plum）などが挙げられます。**また、りんご（Apple）にも「ペクチン」という食物繊維が豊富に含まれています。

フルーツではありませんが、豆類（Peas）も食物繊維が豊富で、グリーンピース、ひよこ豆、えんどう豆、インゲン豆、納豆などが挙げられます。

③の「プロバイオティクス」については、一つ前の項目で述べた通りで、ヨーグルト等の発酵食品を摂るのが効果的です。無糖のヨーグルトに、Pのつくフルーツを入れて食べれば、一石二鳥です。

④の水については、水分が足りている場合は効果がありませんが、水分が足りていない場合に効果があると言われています。適切な水分量については一概に言えませんが、目安になるのはオシッコの回数です。乳児だと1日6～10回、幼児だと1日6～8回程度が、一つの目安になります。

もし、この回数より少ないようであれば、こまめに水分を摂るよう促します。子どもに飲ませる水分は、ノンカフェインで甘くない、お水や麦茶がよいでしょう。特に、夏場の屋外活動や外遊びの時間が長くなったときは、**子どもは自分が脱水状態であることに気がつきにくいものです。**周囲の大人たちが、時間を決めてこまめに水分補給を促しましょう。

このように食事を変化させていくと、子どもの便秘が解消していくだけでなく、家族全員にとって、快適なウンチ環境がつくられていきます。

するとウンチが出る時間が短くなり、おうちで朝せっかくウンチが出そうなのに、誰かが使っていてなかなか順番が来ず、結局ウンチができない…なんてことも減るかもしれません。

便秘対策の2本柱　その②
ためずに出そう「浣腸」と「痔」の話

この章の最後に、浣腸と痔のことに触れておきたいと思います。第1章で述べた通り、

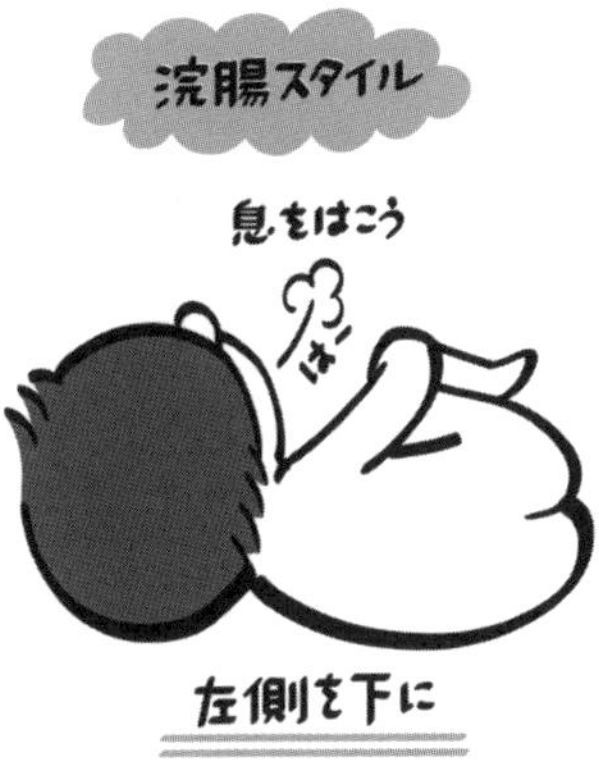

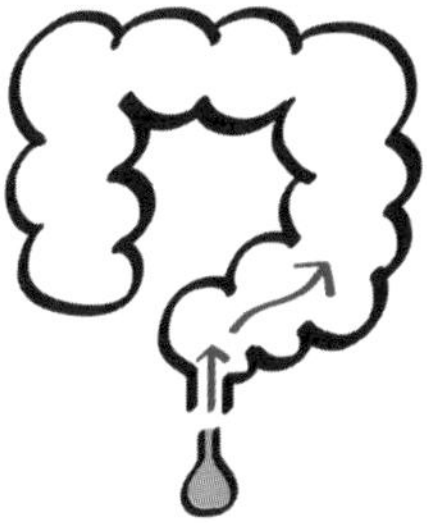

ずっとウンチをため込んできた子の腸は、のびのびになってしまっています。それを治すために、通常の硬さ・量のウンチが腸にやって来た段階で、ためずに出してあげる必要があります。**そのために行うのが浣腸です。**

一般的に、浣腸をした方がよいかもしれないケースとしては、以下のような状況が挙げられます。

①ウンチが出てもコロコロ・ふ菓子
②ウンチの頻度が週に2回未満
③ウンチをするために10分以上いきんだり痛みを訴える
④便意を感じているのに足をクロスさせるなどして我慢をする

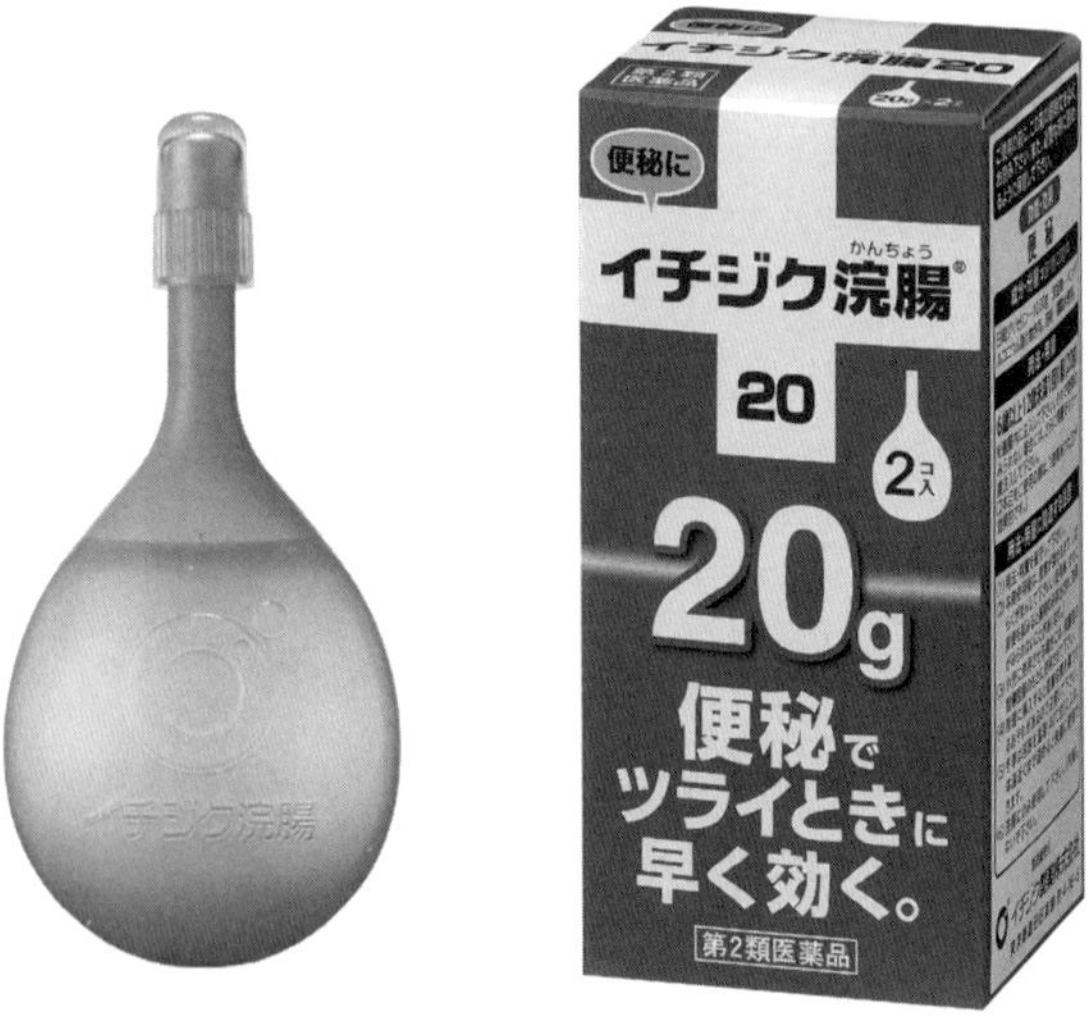

イチジク浣腸20　第２類医薬品

【効能・効果】 便秘
【用法・用量】 ６歳以上12歳未満１回１個（20ｇ）
〈効果の見られない場合は、さらにもう１本使用〉

⑤トイレが流れないほど大きなウンチが出る
⑥週に1回ウンチが漏れて下着が汚れる、肛門周囲が汚れて湿疹が絶えない

この中で①～③の症状が「出始めた」とか「たまにある」とか、一つだけ満たすような場合は、まだウンチの「ためグセ」がついていないと考えられます。なので、その場で浣腸をすればOK。そして、便秘対策その①の「ウンチを軟らかくする食事」

も、並行する形で取り入れていくことが大切です。**浣腸をして詰まっている部分が取れ、ウンチが軟らかくなれば、またスルスル便が出る良い循環に戻る可能性があります。**

浣腸は市販の「イチジク浣腸」が、処方される浣腸より小さくて使いやすく、お勧めです。赤ちゃんから使えますので、箱に書いてある対象年齢を見てご購入ください。

中には浣腸を怖がる子もいますが、「自分が出すウンチの太さと、浣腸の先の太さをよく見比べてみて。どう？」と聞いてみましょう。ウンチよりずっと細いことが分かると、子どもの不安が少しは解消されるかもしれません。

一方、①～⑥のうち2項目以上満たし、2カ月以上続いているような場合は、浣腸を毎日、もしくは1日おきにして、ウンチの「ためグセ」を解消していく必要があります。この場合は、ウンチを軟らかくするお薬を内服で始めた方がよいことが多いため、一度小児科か小児外科を受診し、医師と話をしながら一緒に便秘を改善していく必要があります。

このように便秘が深刻な子の場合、学校では何食わぬ顔をしているのに、**おうちでは毎晩浣腸をして、夜な夜なウンチを出そうと頑張っている…**なんてこともあるかもしれないのです。

そして、硬く大きなウンチを出している子に多いのが「痔」です。大人では、3人に1人は痔の症状を持つとも言われますが、便秘を持つ子どもの痔も少なくありません。

痔には、いわゆる「きれ痔」と「いぼ痔」があります。**「きれ痔」とは、硬くて大きなウンチが肛門を出るときに、肛門付近の皮膚が耐えきれずに切れてしまい、出血すること**を指します。子どもの痔の場合、その多くは「きれ痔」です。肛門周囲の皮膚が切れているので痛みが強いことも多く、ウンチをするたびに痛い痛いと訴えます。

一方、「いぼ痔」とは、肛門付近にいぼ状の血だまりができている状態を指します。なぜ、血だまりができるかというと、ウンチを出そうといきんだときに、肛門付近に血流が集中するからです。つまり、**ウンチが出ないからといって力めば力むほど、「いぼ痔」に**

なるリスクは高まるのです。

その血だまりの表面がすれると出血しますが、皮膚が切れるわけではないので、痛みを伴うことはあまりありません。ただ、血だまりからの出血なので出血量が多くなることがあり、ウンチをしたときに肛門からポタポタと血液が垂れることもあります。

子どもの頃から、便秘だけでなく痔にも悩まされるなんて、ちょっと可哀そうです。もとをたどれば、**子どもたちが学校でウンチを我慢していることが原因の一つとしてあるわ**けで、その意味でも私は「学校でウンチをする」を当たり前にしていく必要があると考えています。

ここまで、ウンチのつくられ方や色、においなどについて、医学的・科学的な観点から「ウンチ学」について説明してきました。皆さんのウンチに対する見方・考え方も、少しは変わったんじゃないでしょうか。

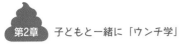

第3章

学校でウンチをさせよう大作戦

第２章でウンチについてたくさん学んでいただき、皆さん「ウンチ博士」になれたと思います。さあ、次なるミッションは、子どもたちに学校でウンチをさせることです。具体的に、どうしたらよいでしょうか。学校やご家庭で実践できる７つの作戦を紹介します。

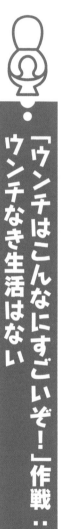

「ウンチはこんなにすごいぞ！」作戦：ウンチなき生活はない

子どもたちの多くは、ウンチに「くさい」「きたない」などネガティブなイメージを抱いています。そのため、「学校でウンチ」を日常化していくために、私はまず、そのイメージを払拭していく必要があると考えています。**題して「ウンチはこんなにすごいぞ！」作戦。**「ウンチ＝ただの排泄物ではない」と思える話をいくつか紹介しますので、ぜひ学校や家庭で子どもたちに話してみてください。

皆さん、「ジュラシック・パーク」という映画をご覧になったことはありますか？スティーブン・スピルバーグ監督によるSF大作。科学技術により古代の恐竜が現代によみがえるという壮大なストーリーです。

この「ジュラシック・パーク」の中で、私には印象に残っているシーンがあります。映画の前半で、トリケラトプスがぐったりと動けなくなっている場面です。
その姿を見た古植物学博士のエリー・サトラーという女性が、近くに落ちていたトリケラトプスの巨大な糞に手を突っ込み、ものすごい勢いでかき分け、手に取って観察します。そして、「西インドライラック」という有害植物を食べたことが原因で、重度の下痢を起こしたのだと突き止めるのです。

このように、ウンチを分析することで、病気が判ったりすることがあります。第2章でも述べた通り、**色やにおい、硬さなどからもある程度の健康状態が分かるなど、ウンチは健康のバロメーター的な役割を果たしている**のです。

ウンチは、他にも重要な役割を果たしています。かの有名なフンコロガシは、動物の糞を転がしながら運ぶことで有名ですが、あれは何のためにやっているのかというと、巣に持ち帰って食べるためです。フンコロガシの幼虫も、この糞を食べながら育ちます。**動物のウンチには、フンコロガシが生きていく上で必要な栄養分が含まれている**のです。

この話を聞いて「きたないなぁ」なんて言っている人はいないでしょうか。実は私たちの食生活も、ウンチの恩恵を受けています。野菜などを畑で育てる上で欠かせない「たい肥」の中には、動物のウンチから作られているものがあるのです。

具体的に、鶏のウンチから作られる「鶏ふん堆肥」、牛のウンチから作られる「牛ふん堆肥」、豚のウンチから作られる「豚ふん堆肥」、馬のウンチから作られる「馬ふん堆肥」などがあります。これらは「動物性たい肥」と呼ばれ、家畜のウンチにおがくずやワラなどを混ぜ、発酵させて作られます。「動物性たい肥」には、リン酸、カリウム、窒素など、植物の成長に必要な栄養分が豊富に含まれ、植物の健やかな成長に寄与します。

ちなみに、**人間のウンチも、江戸時代は肥やしとして使われていました。**くみ取り式の便所にたまったウンチを、農家が買い取るというシステムだったのです。当時の排泄物はほぼ100%肥料として再利用され、日本は世界的に見てもリサイクルシステムの最先端を行っていたとも言えます。

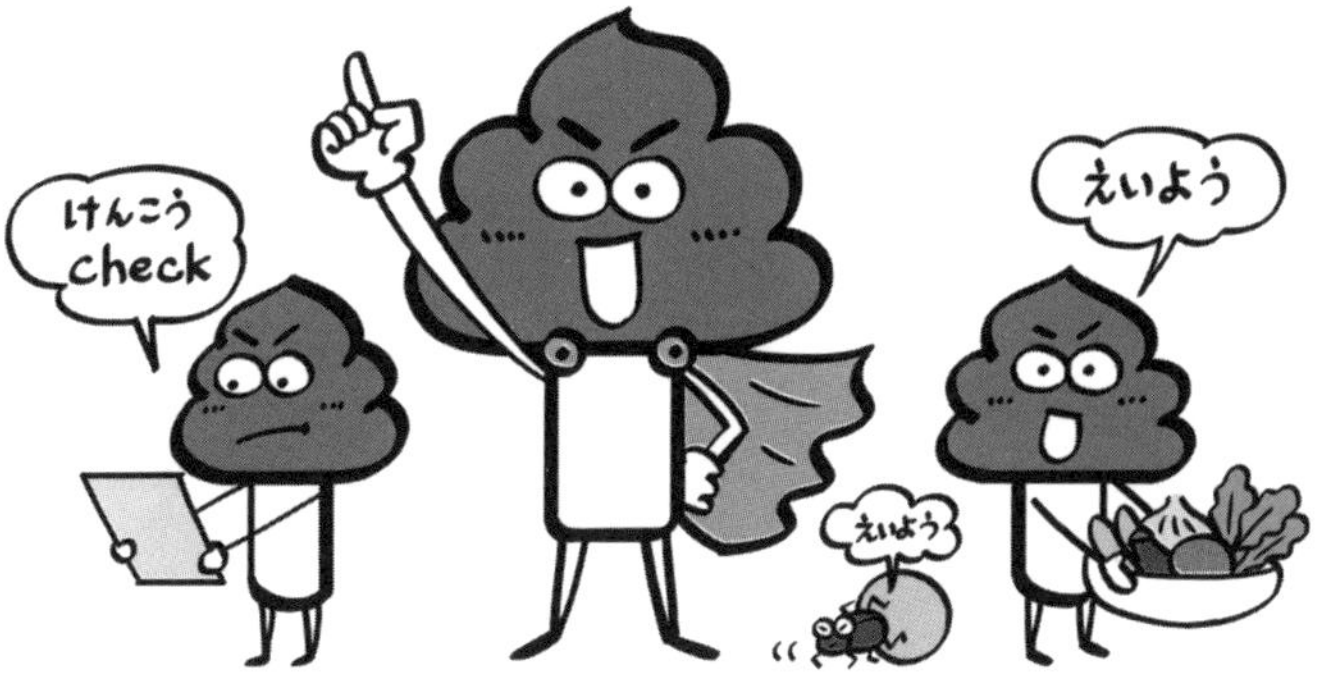

一方、ヨーロッパでは川や街中に垂れ流していたために街の中のにおいもキツく、不衛生でした。そのため、日本を訪れた欧米人はそのにおいの少なさ、街のきれいさに驚いたとの話も残っています。日本人のきれい好きは、江戸時代からあったのでしょうか。

このように、ウンチはただの排泄物＝不要なものではありません。病気や健康状態が分かったり、昆虫の食事になったり、野菜の栄養分になったりと、いろいろなところで役に立っているのです。決して悪者扱いはしてほしくありません。**学校の先生や保護者の方々には、そんなウンチのすごさをぜひ子どもたちに伝えていただきたいと思います。**

「ウンチ日記をつけよう！」作戦：ウンチの見える化

便秘の解消に向けて大切なことの一つは、どんなウンチが、どのくらいの頻度で出ているかをモニタリングすることです。排便の状況を「見える化」することが、自身の排便を適切にコントロールすることにつながります。

そのためのツールとして、ぜひ「ウンチ日記」をつけてほしいと思います。第2章で紹介した「ブリストルスケール」に沿って、どのタイプのウンチが出たかを毎日の記録として残していくのです。98〜99ページに、その記録用用紙を掲載しました。また、次ページに用紙をダウンロードできるQRコードを掲載しましたので、ぜひ学校やご家庭でこれを活用して、子どもたちにウンチ日記をつけさせていただきたいと思います。

便秘で受診に来た子に、私が「ウンチいつ出た？」と聞くと、平然と「知らない」「分からない」などと答える子が少なくありません。子どもたちは、ウンチについて答えることに強い抵抗感を持っているか、あるいは排便に無関心で便秘の怖さを認識していないか、認識していても直視しないようにしているのです。自分の体に起こっていることについて親と共有することさえも、もしかしたら抵抗がある子もいるかもしれませんが、自分の体をケアできるのは自分だけ。だからこそ「ウンチ日記」を通じて、自身の体に起こっていることに目を向け、関心を持ってほしいと考えています。

「ウンチ日記」をつければ、排便の意外な法則が見えてくるかもしれません。例えば、体育の授業がある日に良いウンチが出ているようなら、運動と排便の関連性を見いだすことができます。休日にだけウンチが出ているようなら、学校で我慢しているせいかもしれません。食生活や睡眠時間との関係などが、見えてくる可能性もあります。

学校の先生方には、小学校の特に宿泊学習が始まる学年で、子

P98～99の「ウンチ日記」が以下からダウンロードできます。

★ 2週間書いたらチェック!!

- ★ ウンチの回数が4回以下の時
- ★ ウンチのたびにうさぎウンチの時
- ★ するっとウンチが一度もない時
- ★ こまったことがある時

この紙を持って！
小児科を受診しよう

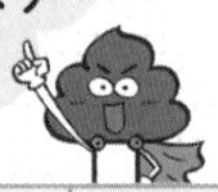

日にち	ウンチの量			ウンチのかたさ ※ブリストルスケール	ウンチにかかる時間			こまったこと
/	ちょっと 手のひら サイズ	しっかり バナナ	山もり	うさぎ　ヘビ ふがし　しずく ゴーヤ　どろ ソーセージ　みず	するっと 5分 以内	うーん うーん 5- 10分	なかなか でない 10分 以上	おなかがいたい おしりがいたい ちがでる
/	ちょっと 手のひら サイズ	しっかり バナナ	山もり	うさぎ　ヘビ ふがし　しずく ゴーヤ　どろ ソーセージ　みず	するっと 5分 以内	うーん うーん 5- 10分	なかなか でない 10分 以上	おなかがいたい おしりがいたい ちがでる
/	ちょっと 手のひら サイズ	しっかり バナナ	山もり	うさぎ　ヘビ ふがし　しずく ゴーヤ　どろ ソーセージ　みず	するっと 5分 以内	うーん うーん 5- 10分	なかなか でない 10分 以上	おなかがいたい おしりがいたい ちがでる
/	ちょっと 手のひら サイズ	しっかり バナナ	山もり	うさぎ　ヘビ ふがし　しずく ゴーヤ　どろ ソーセージ　みず	するっと 5分 以内	うーん うーん 5- 10分	なかなか でない 10分 以上	おなかがいたい おしりがいたい ちがでる
/	ちょっと 手のひら サイズ	しっかり バナナ	山もり	うさぎ　ヘビ ふがし　しずく ゴーヤ　どろ ソーセージ　みず	するっと 5分 以内	うーん うーん 5- 10分	なかなか でない 10分 以上	おなかがいたい おしりがいたい ちがでる
/	ちょっと 手のひら サイズ	しっかり バナナ	山もり	うさぎ　ヘビ ふがし　しずく ゴーヤ　どろ ソーセージ　みず	するっと 5分 以内	うーん うーん 5- 10分	なかなか でない 10分 以上	おなかがいたい おしりがいたい ちがでる
/	ちょっと 手のひら サイズ	しっかり バナナ	山もり	うさぎ　ヘビ ふがし　しずく ゴーヤ　どろ ソーセージ　みず	するっと 5分 以内	うーん うーん 5- 10分	なかなか でない 10分 以上	おなかがいたい おしりがいたい ちがでる
/	ちょっと 手のひら サイズ	しっかり バナナ	山もり	うさぎ　ヘビ ふがし　しずく ゴーヤ　どろ ソーセージ　みず	するっと 5分 以内	うーん うーん 5- 10分	なかなか でない 10分 以上	おなかがいたい おしりがいたい ちがでる
/	ちょっと 手のひら サイズ	しっかり バナナ	山もり	うさぎ　ヘビ ふがし　しずく ゴーヤ　どろ ソーセージ　みず	するっと 5分 以内	うーん うーん 5- 10分	なかなか でない 10分 以上	おなかがいたい おしりがいたい ちがでる
/	ちょっと 手のひら サイズ	しっかり バナナ	山もり	うさぎ　ヘビ ふがし　しずく ゴーヤ　どろ ソーセージ　みず	するっと 5分 以内	うーん うーん 5- 10分	なかなか でない 10分 以上	おなかがいたい おしりがいたい ちがでる

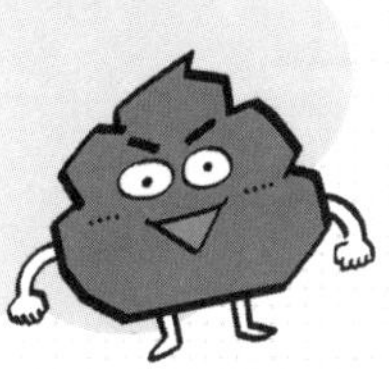

ウンチ日記

スタートした日
年　月　日

- 2週間書いてみよう
- ウンチが出たら書きこもう
- あてはまるものにマルをしよう

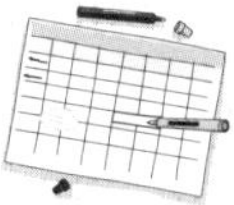

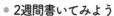

日にち	ウンチの量			ウンチのかたさ ※ブリストルスケール		ウンチにかかる時間			こまったこと
／	ちょっと 手のひら サイズ	しっかり バナナ	山もり	うさぎ ふがし ゴーヤ ソーセージ	ヘビ しずく どろ みず	するっと 5分 以内	うーん うーん 5- 10分	なかなか でない 10分 以上	おなかがいたい おしりがいたい ちがでる
／	ちょっと 手のひら サイズ	しっかり バナナ	山もり	うさぎ ふがし ゴーヤ ソーセージ	ヘビ しずく どろ みず	するっと 5分 以内	うーん うーん 5- 10分	なかなか でない 10分 以上	おなかがいたい おしりがいたい ちがでる
／	ちょっと 手のひら サイズ	しっかり バナナ	山もり	うさぎ ふがし ゴーヤ ソーセージ	ヘビ しずく どろ みず	するっと 5分 以内	うーん うーん 5- 10分	なかなか でない 10分 以上	おなかがいたい おしりがいたい ちがでる
／	ちょっと 手のひら サイズ	しっかり バナナ	山もり	うさぎ ふがし ゴーヤ ソーセージ	ヘビ しずく どろ みず	するっと 5分 以内	うーん うーん 5- 10分	なかなか でない 10分 以上	おなかがいたい おしりがいたい ちがでる
／	ちょっと 手のひら サイズ	しっかり バナナ	山もり	うさぎ ふがし ゴーヤ ソーセージ	ヘビ しずく どろ みず	するっと 5分 以内	うーん うーん 5- 10分	なかなか でない 10分 以上	おなかがいたい おしりがいたい ちがでる
／	ちょっと 手のひら サイズ	しっかり バナナ	山もり	うさぎ ふがし ゴーヤ ソーセージ	ヘビ しずく どろ みず	するっと 5分 以内	うーん うーん 5- 10分	なかなか でない 10分 以上	おなかがいたい おしりがいたい ちがでる
／	ちょっと 手のひら サイズ	しっかり バナナ	山もり	うさぎ ふがし ゴーヤ ソーセージ	ヘビ しずく どろ みず	するっと 5分 以内	うーん うーん 5- 10分	なかなか でない 10分 以上	おなかがいたい おしりがいたい ちがでる
／	ちょっと 手のひら サイズ	しっかり バナナ	山もり	うさぎ ふがし ゴーヤ ソーセージ	ヘビ しずく どろ みず	するっと 5分 以内	うーん うーん 5- 10分	なかなか でない 10分 以上	おなかがいたい おしりがいたい ちがでる
／	ちょっと 手のひら サイズ	しっかり バナナ	山もり	うさぎ ふがし ゴーヤ ソーセージ	ヘビ しずく どろ みず	するっと 5分 以内	うーん うーん 5- 10分	なかなか でない 10分 以上	おなかがいたい おしりがいたい ちがでる
／	ちょっと 手のひら サイズ	しっかり バナナ	山もり	うさぎ ふがし ゴーヤ ソーセージ	ヘビ しずく どろ みず	するっと 5分 以内	うーん うーん 5- 10分	なかなか でない 10分 以上	おなかがいたい おしりがいたい ちがでる

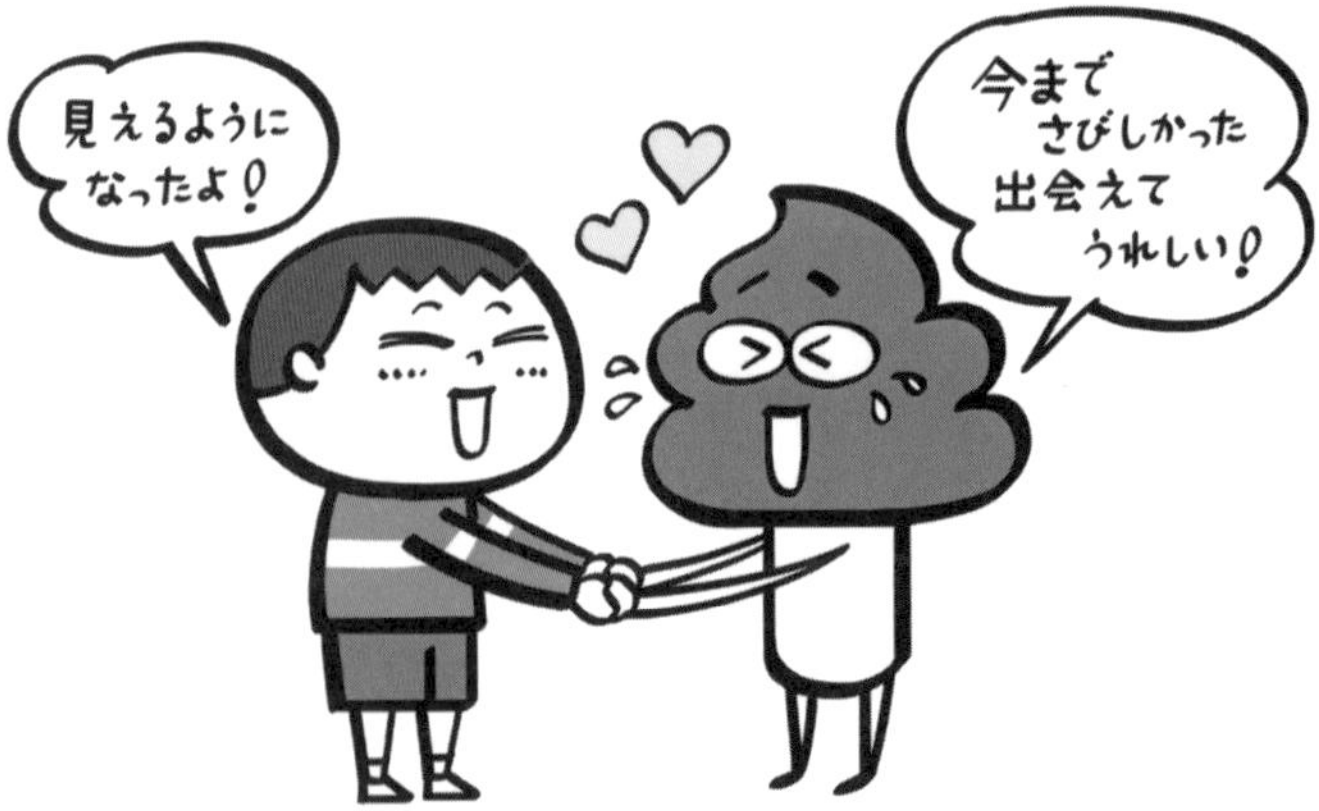
見えるようになったよ!
今までさびしかった出会えてうれしい!

どもたちに宿泊学習の3〜4カ月前までに「ウンチ日記」を付けさせるよう指導し、定期的に先生が回収をして、排便に問題がある子がいたら保護者に伝えていただきたいのです。この時点で排便コントロールがどの程度できているかを把握しておくと、宿泊学習の際の排泄がらみのトラブルを回避できることになります。このとき、気をつけていただきたいのは、子どもたちの中には「ウンチ日記」の記録を人に見せたくない子もいるということです。プライバシーには、十分に配慮をしてください。

また、子どものプライバシーに配慮した上で、先生ご自身からも子どもに「ウンチが出ていないようだけど、何か先生にできることある?」などと声掛けをしてほしいと思います。家庭での身体的虐待や、十分な食事が与えられていないネグレクト、人に言えない性的虐待が背後にあることもあります。

ご家庭でも、家族みんなでこのウンチ日記をつけていただくとよいと思います。子どもが便秘の場合、親御さんも便秘というケースはよくあります。そうして排便の状況を家族みんなで「見える化」することで、もし便秘傾向があれば食生活の見直しもできますし、必要なら受診することもできます。ウンチの記録から、子どもの健康や生活について、いろいろなことが見えてくるはずです。

人によっては「家族でウンチの話をするなんて…」と思うかもしれませんが、とても大事なことです。大人が躊躇してはいけません。まずは先生や家族が率先して、ウンチの話ができるようになってください。ウンチそのものはきれいなものではありませんが、ウンチすることは自然なことです。生理的な話が普通にできるようになれば、子どもたちとの距離もぐっと縮まることでしょう。

「ウンチの作法を極めよ」作戦：前から・手洗い・おならプー

子どもたちがウンチについて詳しく学ぶことは、学校でも家庭でもほとんどありません。小中学校の学習指導要領にも排便に関する記述はどこにもなく、各社の教科書を見ても、保健の授業で少しだけ扱う程度です。ご家庭でも、お父さんやお母さんがウンチについて子どもに教えるなんてことは、ほとんどないでしょう。

そのため、**子どもたちはウンチについて正しい知識を持たないまま、「何となくしている」**ような状況があります。その結果、ウンチが何日も出なくても気にとめず、便秘を悪化させたりしているのです。

ウンチについては、**「正しい作法」も子どもたちは教わっていません。**「作法」と書くと、「何を大げさな」と言う人もいるかもしれませんが、子どもたちが健康な生活を送る上でも、非常に大切なことだと私は考えています。ぜひ学校や家庭でも「正しいウンチの作法」を子どもたちに伝えていってほしいと思います。

「正しい作法」の一つ目は、「前から後ろへふく」です。「洋式トイレならば、手を後ろに突っ込み、前方から後方に向かってふくのです。なぜ、それが正しいかと言えば、後ろから前へ向かってふくと、女性の場合はウンチに含まれる菌が尿道に入り、膀胱炎になるリスクが高くなるからです。男性も陰部にウンチがつく可能性があるため、避けた方がよいでしょう。

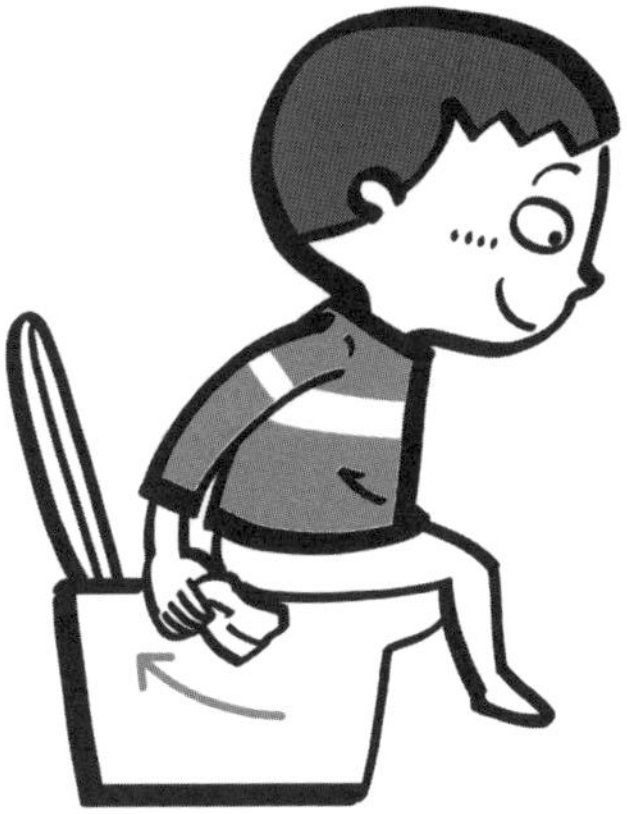

アンケート調査などを見ると、ウンチをした後のふき方は、後ろから前に向かってふく人の割合が、女性の方が男性より多くなっています。女性の方がより膀胱炎になりやすいのに、これは良くない傾向です。オシッコの場合は前からふくので、その延長でしているようです。

お尻をゴシゴシふくことによって、肛門の粘膜が傷ついている人もいます。お尻をふくときは前から後ろにやさしくふきましょう。

「正しい作法」の二つ目は、正しく手洗いをすることです。当たり前のようでいて、これを適当に済ませてしまう子は、少なくありません。ウンチ後にトイレットペーパーでお尻をふくと、手には膨大な数のばい菌がつきます。手にウンチがついてしまったときだけ、入念に洗えばよいという話ではないのです。

知人の男性が、男性の場合は、トイレではあまり丁寧に手を洗わず、水でちょちょっと濡らして終わりという人が多いと話していました。ハンカチを所持していない人も多く、その場合はズボンでふく…なんて人もいると聞きます。確かに、私の印象でも男子トイレから出てくる男性が、ハンカチで手をふいたり、使ったハンカチをしまったりしている姿は、ほとんど見たことがありません。私のなんとなくの印象で申し訳ないのですが、女性に比べて男性の方が、トイレの後の手洗いに対する意識が低いのかもしれません。

手洗いの大切さについては、2020年の新型コロナウイルスの感染拡大によって、多くの人々に認識されるようになりました。新型コロナウイルスに限らず、**私たちの身の回りには、実にさまざまな細菌が生息しています。**例えばドアノブ。5センチ四方に400個のバクテリアがいて、トイレの便器よりも非衛生的だと言われています。

手は指先も親指の付け根も手の甲も全部、石鹸を使って20秒ほど丁寧に洗い、その後はしっかりと水で流すようにしましょう。「20秒」の目安として、私は「ハッピーバースデートゥーユー」や「幸せなら手をたたこう」の替え歌「幸せなら手を洗おう」を2回歌いながら手を洗うようにと話をしています。

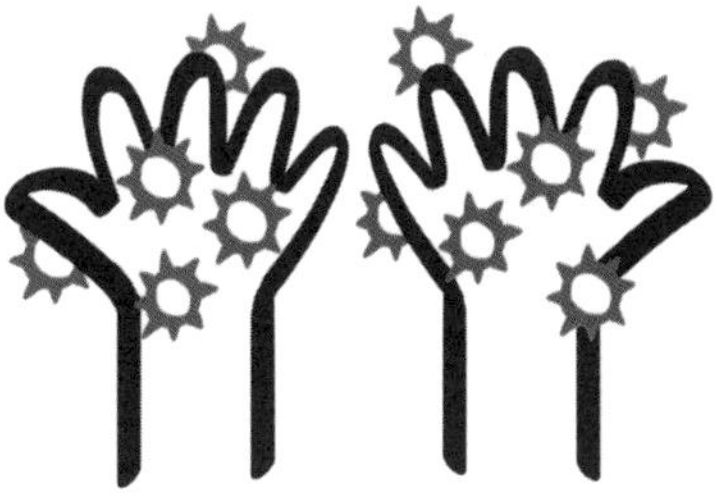

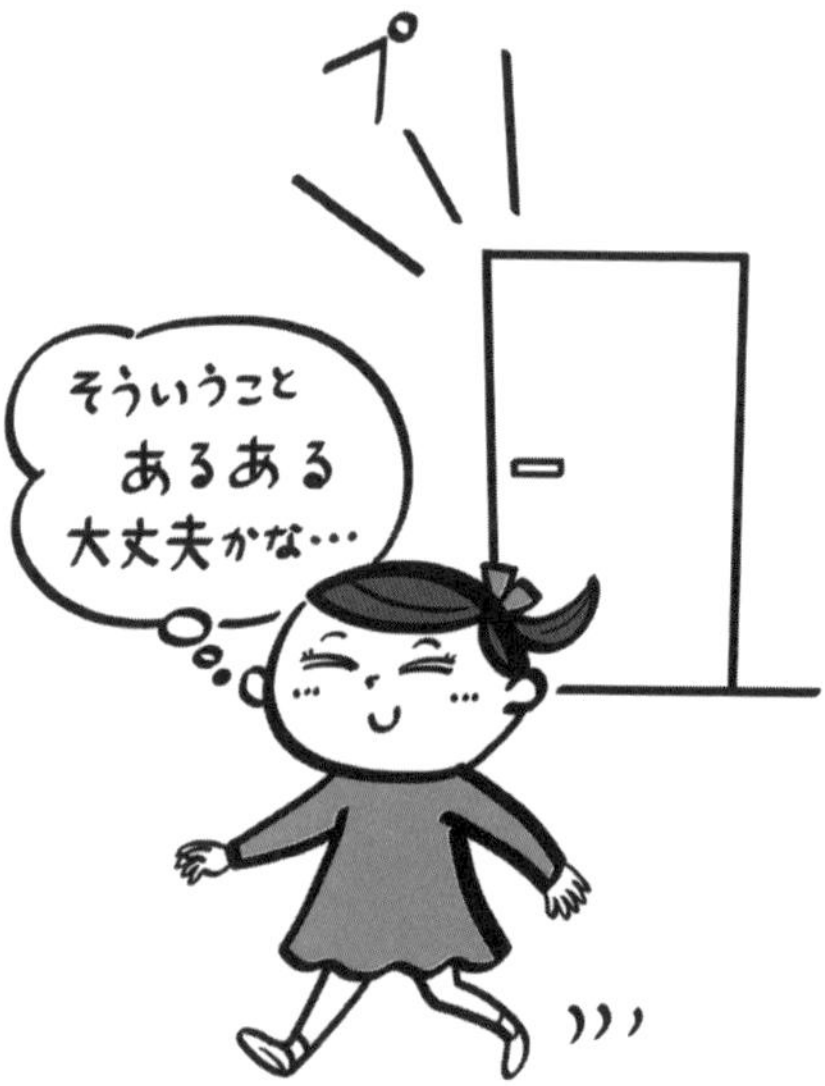

「正しい作法」の三つ目は、「音のことには触れない」ことです。ウンチをするとき、「ブー」とか「ブリブリ」とか「プスー」とか、音が出ることがあります。公共のトイレでは、恥ずかしいので同時に水を流す人もいますが、それでも音が聞こえてしまうことは少なくありません。そんなときに男の子の中には「すげー音！」などと揶揄する子もいますが、これはマナー違反です。

「音が出ると恥ずかしい」との理由で、出ないように、出ないようにとお尻に力を込め、なんとか小出しにしようとしても、出るときは出てしまうものです。当の本人も「しまったー。出てしまった…」とブルーになります。

でも、これは誰にでも起こり得ることです。個室から「ブリブリ！」と聞こえてきたときは、もしかしたら中の人が少し下痢気味でお腹が痛いのかもしれません。冷や汗をかきつつ、頑張っているかもしれないのです。

そんな風に、恥ずかしいなと思いながら、つらい思いをしている人に対し、**音のことを指摘することの方が、よほど恥ずべき行為**だと思います。トイレはオシッコやウンチをするところですから、音は出るときは出ます。だからこそ、私はウンチに関するマナーの一つとして、「音のことには触れない」ことを子どもたちに教えていくべきだと考えています。「すごい音だな」などと思うのは自由ですが、それは心の中におさめて、なんでもない顔をするのがカッコいいんです。

余談になりますが、私はトイレで同時にお水を流しません。だって、音は出るんですもの。お水もったいないでしょ！

「ウンチのために体を動かそう！」作戦：動いてねじってリラックス

便秘の解消に、適度の運動が効果的だという話は、皆さんも聞いたことがあるでしょう。実際にその通りで、日常的に運動する習慣を取り入れることで、便秘が改善する人は少なくありません。とある米国の論文では、毎日運動をする人は、週1回運動する人より便秘が少ないという報告もなされています。それは子どもも同じで、**運動量を増やすことで、ウンチは出やすく**なります。

その意味では、学校の先生には、子どもたちの運動量を増やすよう意識してほしいと思います。昼休みや中休みに「外遊び」をするように働き掛けたり、体育の授業で全員がしっかりと汗をかけるよう運動量を確保したりしてみてください。

近年は子どもの運動不足が、大きな問題としてクローズアップされています。スポーツ

1週間の運動時間が420分以上の児童生徒の割合

	小学生男子	小学生女子	中学生男子	中学生女子
2018年度	54.0%	30.6%	83.9%	61.5%
2019年度	**51.4%**	**30.0%**	**82.1%**	**67.5%**

スポーツ庁「令和元年度 全国体力・運動能力、運動習慣等調査」より抜粋

「スクリーンタイム」が1日5時間以上の児童生徒の割合

	小学生男子	小学生女子	中学生男子	中学生女子
2018年度	15.2%	9.4%	11.6%	10.5%
2019年度	**15.4%**	9.2%	**11.8%**	10.1%

スポーツ庁「令和元年度 全国体力・運動能力、運動習慣等調査」より抜粋

庁が2019年に実施した調査によると、1週間の運動が420分以上、すなわち1日平均1時間以上運動する子どもの割合が、大きく減少していることが明らかとなりました。

一方で、テレビ、スマートフォン、ゲーム機などの画面を見ている時間、いわゆる「スクリーンタイム」は増えており、小学生男子では「5時間以上」という子が、実に15・4%も占めています。

すなわち、1日に運動は1時間もせず、テレビやスマホは何時間も見るというのが、今の小学生のライフスタイルになっているのです。その結果として、体力テストの成績は低下し、肥満の割合も増加しています。この調査に、便秘の割合は出ていませ

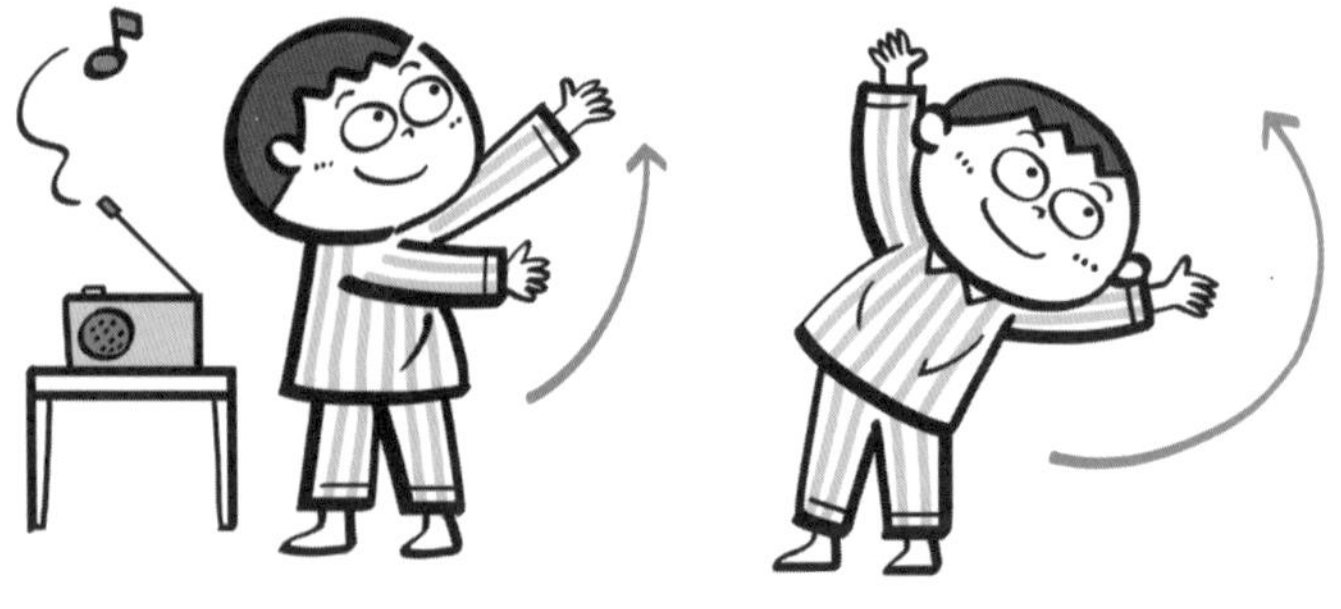

んが、おそらく増えているであろうと推察されます。
学校に通っている間は、それでも相応の運動量が確保できます。登下校もありますし、休み時間の外遊び、体育の授業などもあるからです。一方で**心配なのは、夏休みなどの長期休業中**です。家の中にこもってテレビやスマホばかり見ている子も多く、学期中と比べて、運動量は激減します。

そこでお勧めしたいのは、**毎朝のラジオ体操に参加する**ことです。ラジオ体操には、「体をねじる運動」や「体を回す運動」など、お腹をねじる運動が数多くありますが、これらは腸の動きを活発化させる作用があります。加えて、早起きが習慣化すれば、後述する「快眠・早起こし・朝ウンチ」の習慣も身に付きます。

近年の研究論文では、激しい運動よりも、ウオーキングなどの有酸素運動が、便秘解消に効果的との報告もなされています。毎朝、ラジオ体操に参加し、町内をぐるっと一周歩いて帰ってきて朝ごはんを食べれば、その後にウンチがスッキリ！と出るかもしれません。

ちなみに、人は運動をしている間は、交感神経が優位になります。一方で、激しい運動を終えて落ち着いた段階では、副交感神経が優位になります。第2章で述べた通り、ウンチが出やすいのは副交感神経が優位になっているときです。そのため、**体育の授業の後、ゆったりとした授業のときなどは、便意を感じている子がいるかもしれません。**学校の先生には、頭の片隅に置いておいていただきたい情報です。

「快眠・早起こし・朝ウンチ」作戦：睡眠とウンチの話

「早寝・早起き・朝ごはん」という言葉は、皆さん聞いたことがあると思います。子どもたちの生活習慣を整えるための合言葉で、国民的な運動として、2006年から全国各地で展開されています。

私はこの合言葉を少しアレンジして、「快眠・早起こし・朝ウンチ」を推奨しています。快適に眠り、朝早く起きて（起こして）、「朝ウンチ」を出してから学校へ行く。**この習慣が確立すれば、学校でウンチを我慢するという場面は減り、便秘になるリスクも軽減されます。**

「快眠」とは、具体的に何時に寝て、何時に起きればよいのでしょうか。推奨される睡眠時間という点で、国際基準として示されているのが次ページの表です。小学生（6～12

歳）では9～12時間、中高生（13～18歳）では8～10時間。この表を見て、「そんなに長いのか」と驚く人もいることでしょう。

日本人の睡眠時間は、世界的に見て短いと言われています。それは子どもも同じで、この表に示された時間だけ、睡眠がとれている子どもは少ないでしょう。もし、この基準の下限に合わせたとしても、小学生は9時間の睡眠が必要となり、朝6時に起床するならば、夜の9時には寝なければならない計算になります。

「そんなの無理！」と思う人もいるとは思いますが、少なくとも国際的にはこのくらいの睡眠時間が推奨されているのです。

とはいえ、子どもに「早く寝なさい」と言っても、そううまくはいきません。無理やり布団に押し込めても、当の本人は眠くないために、こっそり漫画を読んだり、ゲームをしたり…なんてこともあります。塾が終わる時間がそも

■推奨される睡眠時間

年齢	睡眠時間
4～12カ月	12～16時間
1～2歳	11～14時間
3～5歳	10～13時間
6～12歳	9～12時間
13～18歳	8～10時間

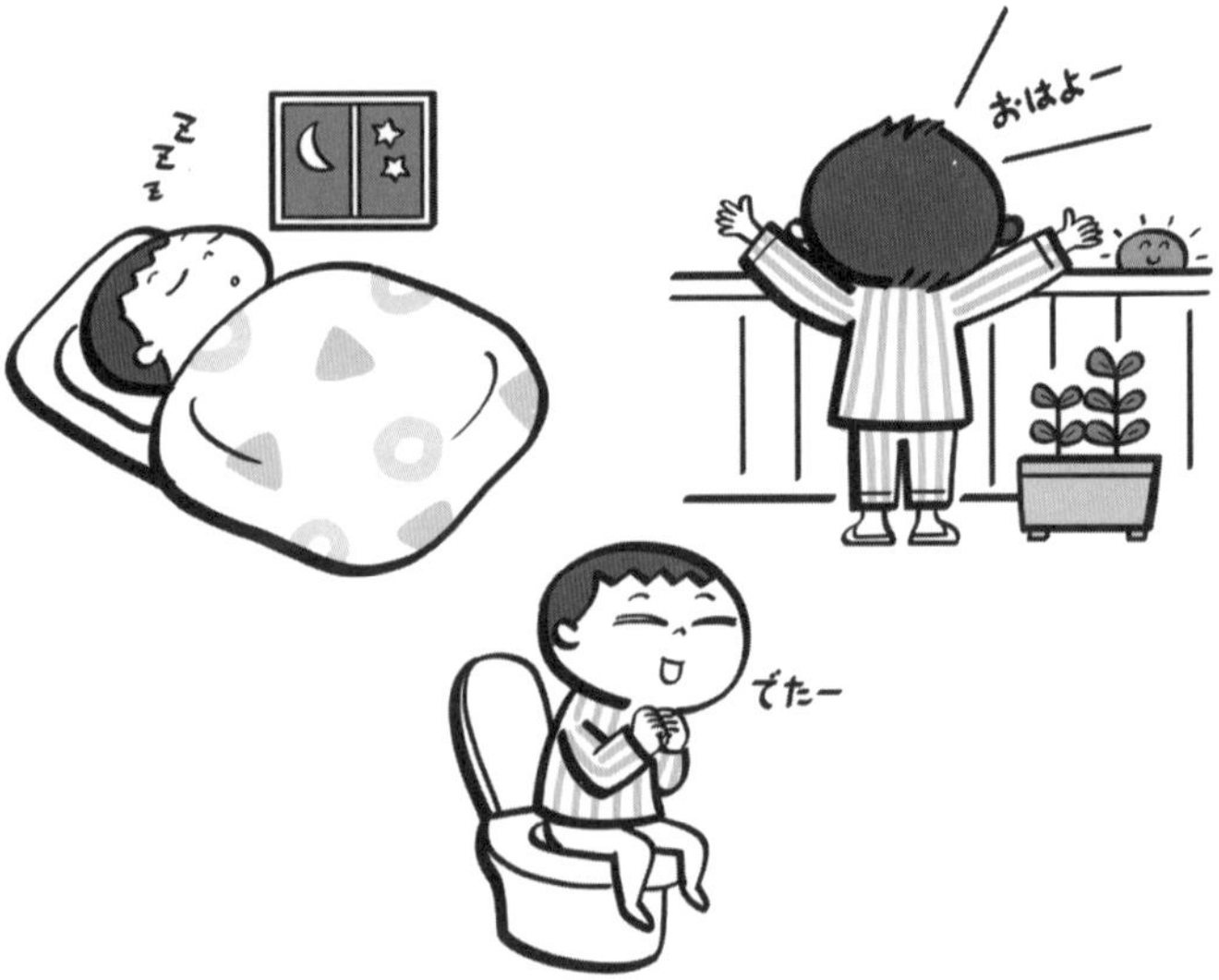

そも夜8時という子もいるでしょう。

そこでやっていただきたいのは**「早寝」を指示するのではなく、「早起き」を習慣化すること**です。人間の体内時計は朝起きてから14時間前後で眠たくなると言われています。このメカニズムをうまく使って、朝6時頃に多少無理やりにでも「起こす」のです。すると、夜の8〜9時には眠気が襲ってくるので、このタイミングで寝床につかせます。これを2週間ほど継続すれば、いわゆる「早寝・早起き」の生活習慣が確立されます。

ちなみに、「14時間」という体内時計を正確に作動させるためには、起床後すぐに、日光を浴びるのが効果的です。毎朝、起床したら庭やベランダに出て深呼吸をする。これを習慣化すれば、体内時計が正しく作動し、規則正しい生活習慣が身に付いていきます。ベランダにプランターがあるご家庭なら、その水やり係を子どもに担当させるのもよいでしょう。

しかし、子どもたちの中には、何らかの身体的要因により、十分な良い睡眠「快眠」がとれていない子もいます。

その一つが、**「睡眠時無呼吸症候群」**。寝ている間に呼吸が止まる、または浅い呼吸になる病気です。大きないびきをかいていることが多く、大人の疾病というイメージが強いですが、子どもの有病率も5％に上ります。40人学級なら、2人はいる計算です。

この「睡眠時無呼吸症候群」は、肥満の子や喉の奥の扁桃という部分がもともと大きい扁桃肥大の子に多く見られます。子どもの睡眠時の様子を見て、いびきをかき、呼吸が止まるなどの様子が見られるときは、耳鼻科や小児科などで診てもらってください。

肌にトラブルがある子も、熟睡できないケースが少なくありません。例えば「アトピー性皮膚炎」。かゆみのある湿疹が、慢性的に良くなったり悪くなったりを繰り返す病気です。このかゆみがあるために深く眠れないことがあるのです。アトピー性皮膚炎にかかわらず、肌がかゆくなる湿疹ができることもあります。お子さんが寝ているときに、体をかきむしっていないかを見ていただき、もしそうした傾向が見られる場合は、皮膚科や小児科を受診して治療を受けるようにしましょう

「むずむず脚症候群」も、子どもの熟睡を妨げる疾病の一つです。聞いたことがない方もいらっしゃるかもしれませんが、その名の通り、特に安静にしているときに、足が「むずむず」して虫がはっているような感覚に襲われ、足を動かしていないといられないようになる病気です。その有病率は、2～4％と言われ、40人学級なら1人はいる計算になります。

この「むずむず脚症候群」の原因はいくつかありますが、**「鉄欠乏性貧血」に起因するケース**が少なくありません。鉄欠乏性貧血とは、赤血球の成分であるヘモグロビンを作るために**必要な「鉄」**が足りなくなって起こる貧血のことです。少し話はそれますが、第2章のウンチの色の話で赤血球が出てきましたが、赤血球が脾臓で壊されて、その一部が鉄、他の残りが肝臓に行きビリルビンという排泄物の黄色い色になります。そしてこの赤血球の主な役割は、「酸素を運ぶこと」というのは聞いたことがある方もいるかもしれません。

つまり赤血球の構成成分に「鉄」があり、鉄が足りないと元気な赤血球が作れなくなります。す**ると元気でない赤血球ばかりになる→貧血を起こす→身体中に酸素が運べない状態になる**という悪循環が起きます。

成長期、特に**思春期は、人生の中で二番目に体が大きくなる時期**です。この時期は筋肉も脳も骨もすべて凄まじい勢いで成長しているので、身体中で酸素が必要になり「鉄」の需要量が急激に増えます。このときに必要量の「鉄」を含んだ食事を食べていないと、元気でない赤血球ばかりになって貧血を起こします。

この貧血が原因で「ムズムズ脚症候群」になることもあります。もし子どもが、「**なんか脚が気持ち悪くて眠れない**」とか「**脚を動かしてないと落ち着かない**」とか「**脚の奥がムズムズして違和感がある**」とかいった症状を訴えるようなら、小児科を受診してください。症状は夕方から夜にかけてひどくなることが多く、勉強に集中して取り組めない原因の一つにもなります。このムズムズは、鉄剤を飲むことで改善することがあります。

朝ウンチをするためには快適な睡眠が必要で、そのためには朝早く起きる（起こされる）習慣を身に付けるのが大事です。でも、このように快適な睡眠が得られない原因が別に潜んでいることもあります。「早く寝なさーい‼」では、寝られない理由があるかもしれないという事実を覚えておいてください。

快適な睡眠が得られれば、朝起きやすくなり、朝早く起きれば、朝ごはんを食べ、そしてスッキリしっかりウンチをすることができるのです。

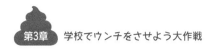

「学校でウンチするのは恥ずかしいことじゃない！」作戦

ＮＨＫのＥテレで放送されている「ざわざわ森のがんこちゃん」という道徳番組があります。主人公のがんこちゃん（恐竜の女の子）とその仲間たちが、さまざまな出来事を通じて成長していく物語です。

これまで放送された中に、「うんちしたの、だーれ？」というお話があります。ウンチ教育という点でとても良い内容なので、そのあらすじを紹介します。

何日もウンチがでなくて困っているツムちゃん（カタツムリの女の子）。学校に来たところ、ガメさん（給食のおばさん）から「校庭の裏にあるクレマカカリアの木のはっぱを食べるといいよ」とアドバイスをもらいます。早速、そのはっぱを食べたところ効果てき面。間もなくして、便意が押し寄せてきます。でも、**授業中なので「ウンチがしたい」**とは言い出せません。

ようやく休み時間になってトイレにたどり着いたツムちゃんですが、みんながやって来てしまいます。学校でウンチをするのが恥ずかしくて、トイレに入れません。そうこうしているうちに我慢ができなくなり、**校庭の草むらでウンチをしてしまいます**。その後、仲間がカタツムリの形をしたウンチを見つけ、「ツムちゃんのものだ！」となって、大騒ぎになります。

そこへやって来たのが、ツムちゃんに「クレマカカリアの木のはっぱ」を教えてくれたガメさんです。ガメさんはみんなをなだめて、自分が1年生だったとき、同じクラスの男の子が、学校でウンチをするのが恥ずかしくてぎりぎりまで我慢をした結果、教室でウンチをしてしまった話をしました。

その話を聞いていた担任のヒポ先生（カバの女性）が、みんなにこう語り掛けます。

「ウンチをすることは、ちっとも恥ずかしいことじゃないのよ。でもこの次からは、ちゃんとトイレでしましょうね。みんなも、行きたくなったら、授業中でもトイレに行くのは恥ずかしいことじゃないのよ。」するとみんなは「はーい」と返事をして、「ぼく、ウンチしたかったんだ。行ってくる！」「私も！」と言って、トイレへ向かいます。

「ざわざわ森のがんこちゃん」の対象年齢は、幼稚園・保育園から小学校低学年です。「学校でウンチをすることは恥ずかしくない」ということを早い時期から子どもたちに認識させるためにも、とてもいいお話です。

このストーリーは、「ＮＨＫ Ｆｏｒ ＳＣＨＯＯＬ」のＷｅｂサイトでも公開されています。「道徳」でも「特別活動」でも「総合的な学習の時間」でもいいので、ぜひ一度、学校教育の中で取り上げてもらいたい教材です。

「学校でウンチをするのは恥ずかしいことじゃない！」という意識を子どもたちに持たせるために、先生がどう語り掛けるかは重要なポイントだと思います。「ざわざわ森のがんこちゃん」に出てきたヒポ先生は前述したように話していましたが、もしご自分が先生

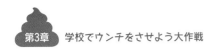

なら、どうお話をされますか？

ウンチの話を自然とできるようになれば、次第に子どもたちはウンチをすることを特別視しなくなります。そうなれば、授業中に便意を感じたときに、「先生、お手洗いに行っていいですか？」と、堂々と言えるようになるかもしれません。

それでもやっぱりお手洗いに行くと言うのが恥ずかしいと思う子はいるでしょう。でも「お腹が痛いです」と言うことはできるかもしれません。先生も「保健室かお手洗いに行ってきなさい」と告げ、子どもたちも安心してゆっくりトイレで過ごすことができるので、「お腹が痛い」って言うといいよ、という声掛けも一つの案としていいかもしれませんね。

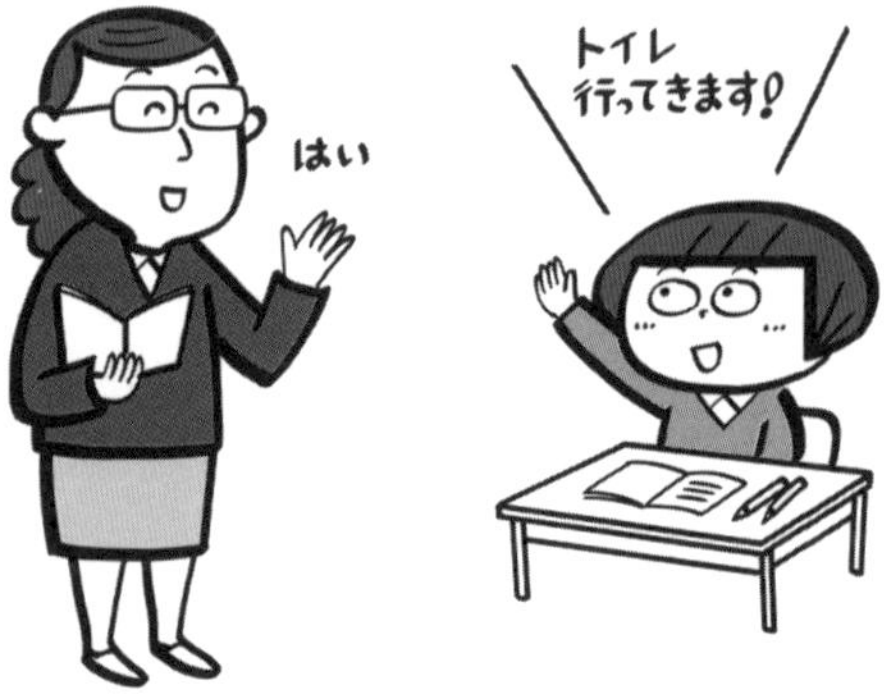

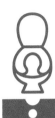

「ウンチをしないと大変なことになる！」作戦：ウンチショック療法

子どもたちに学校でウンチをさせるための最終手段は、**「ウンチをしないと大変なことになる！」という事実を伝えること**です。ややショック療法的な方法かもしれず、あまり脅すのも好きではないのですが、現実として起こり得る話ということは知っておいてもいいかもしれません。

ウンチを我慢することで、体に何が起こるのかは、第1章で説明したとおりです。ウンチはどんどん硬くなり、腸はのびのびになり、おねしょは治りにくくなるなど、体にとって良くないことが一杯あります。

これを放置し続けたときに起こり得る**最悪の事態、それが「摘便」と「手術」**です。

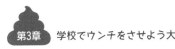

「摘便」とは、言葉通り、「便」を「摘出」することを指します。要は、ウンチをほじくり出すわけです。どうやってほじくり出すかと言えば、**看護師さんが肛門に指を突っ込んで、かき出します。**ちょっと想像しただけでも、お尻の穴がキュッと縮こまる人もいるでしょう。

浣腸をしてもウンチが硬すぎて出てこない場合、「摘便」をすることになりますが、子どもに対してこれを行うのはなかなか大変です。子どもからすれば、自分から見えないところで、**人にお尻の穴に指を入れられるだなんて、怖くて仕方がありません。**だから、パニックになるほど泣いたり、お尻だけでなく身体中に力が入ってしまい、本当はウンチをかき出したいのに、全然できなくなってしまったりするのです。そのため、摘便をするために全身麻酔をかけるなんてこともあります。

全身麻酔をかけてやっとウンチをかき出し、栓をしていた大きなウンチが取り除かれ、ウンチを軟らかくする薬を飲みつつ浣腸を使って少しずつ排便が習慣化されれば、多くの場合、のびのびになった腸も次第に元通りになっていきます。ただ、すべての子どもがそうなるとは限りません。その場合は、手術が必要となります。

具体的にどんな手術をするのでしょうか。いくつか方法はありますが、その一つは**腸ののびのびになった部分を切り取り、伸びていない腸同士をつなぎ合わせる**というものです。腹腔鏡で行うことが多いので、お腹に残る傷は小さいものですが、ある程度の期間は入院が必要となります。

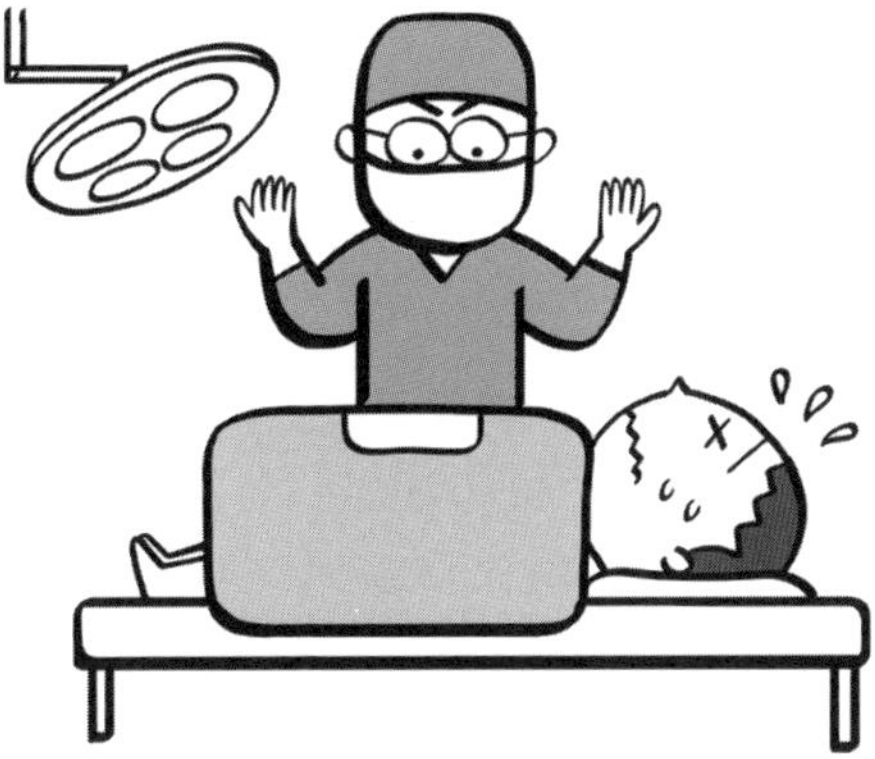

そんな手術を余儀なくされた、ある小学生男児の話を紹介します。その子は10歳の頃から「ウンチ漏れ」の状況が見られたことから、腹部のレントゲンを撮ってみたところ、S状結腸から直腸にかけて、巨大なウンチがたまっていることが分かりました。そのため、食事療法や投薬、浣腸などを行いましたが、その後は改善したかと思って治療をやめると翌

年には再び悪化する…というサイクルを繰り返しました。そして、のびのびになった腸が元に戻らないことから、ご家族の同意のもと手術をすることになりました。

この子が手術をしてようやく退院できたのは、実に45日後。**ウンチが出ないというだけで、実に1カ月半もの間、病院での生活を余儀なくされた**わけです。子どもが「便秘で入院」という話は意外と多く、中には入院生活が半年間にも及んだケースもあります。

さて、ここで便秘に関わるトリビアを一つ。かのスーパースター、エルビス・プレスリーが42歳でこの世を去ったのは、便秘が原因だったのではないかという説があるのをご存じでしょうか。

プレスリーの死因は、急性心筋梗塞だと言われていますが、その背後に便秘があったと、アメリカのタブロイド紙が報じています。主治医の話だと彼はひどい便秘持ちで、ウンチを出そうと過度にいきんだことが、心臓発作につながったというわけです。

もう40年以上も前の話なので、真相は定かではありませんが、「**かつて、便秘で命を落**

とした**スーパースターがいる」**なんて話を子どもたちにしてみてもよいかもしれません。

この章の最後にまとめとして、毎日快適にウンチを出すために私が考案した「標語」を載せておきます。

お ぼえて記録
し よくじと
リ ズム（生活リズム）
が マンしないで
す っきり「はーい」
うん どう しよう
ち りょうが必要なこともある、そんなときは受診しよう

ぜひ、覚えておいてください！

第4章

「学校でウンチ」のための環境づくり

第３章で紹介した「ウンチ教育」を進めていく一方で、子どもたちがウンチをしやすい環境を整えていくことも大事です。この章では、学校のトイレの洋式化、時間割の見直しなど、教育行政関係者や管理職の方々に向けて、取り組んでいただきたい課題を述べていきたいと思います。

急務！学校のトイレの洋式化

皆さん、学校のトイレにどんなイメージをお持ちでしょうか。床は汚れが目立つタイル張り、少し薄暗くて、独特のにおいがこもっている…。そんなイメージを持つ人も多いのではないでしょうか。

学校のトイレはよく「5K」と揶揄されます。「きたない」「くらい」「くさい」「こわい」「こわれている」の5つです。そんな所ですから、子どもたちが行きたがらないのも仕方がありません。

一方で、最近のショッピングセンター等のトイレはとてもきれいです。床は清潔感漂うドライ式のフローリング。適度な明るさがあり、嫌なにおいもほとんどしません。もちろん、大半は洋式でウォシュレットや暖房便座も付いています。学校のトイレもこうなって

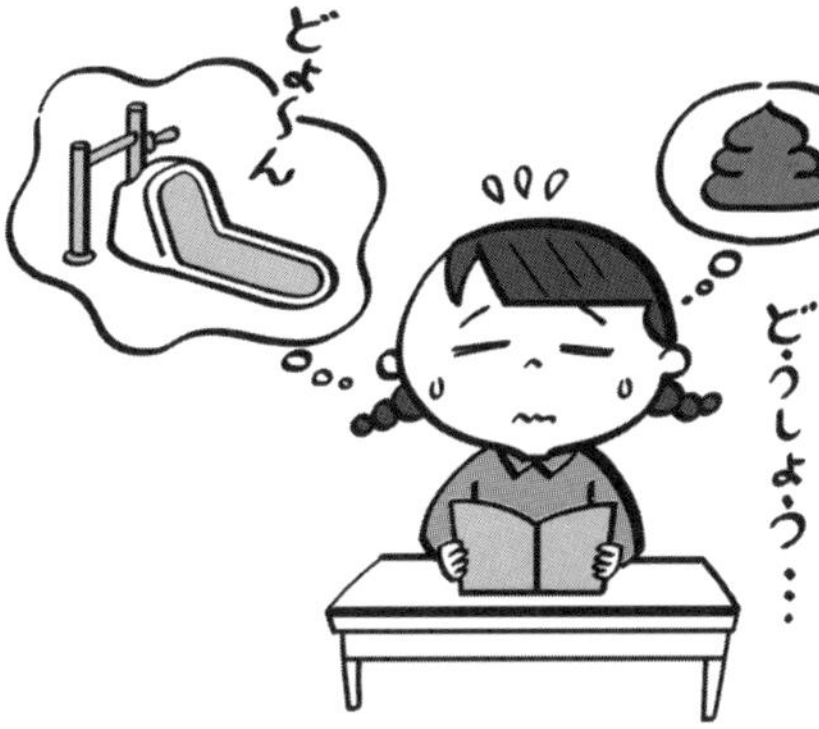

くれたらなぁ…と思ってしまいます。

もちろん、トイレを全面改修するとなれば、かなりのお金がかかります。最近の学校は、エアコンの設置やICT機器の整備なども必要でしょうし、トイレにまで予算が回らないという事情は分かります。ただ、本書で述べてきたような**深刻な状況を理解し、ぜひご一考いただきたい**のです。

洋式トイレに慣れた子どもたちにとって和式トイレは使いにくく、出したウンチが便器の周囲についてしまうことも珍しくありません。そのまま放置すれば非常に不衛生ですし、「便器がきたないから」という理由で、子どもたちはますますウンチをしたがらなくなります。

今すぐ、ショッピングセンターのようにするというのは難しいと思います。せめて**和式を洋式にするだけでもいいので**、早急に取り組んでいただきたい。それが、小児科医として子どもたちを診てきた私からのお願いです。

第1章で、学校にある便器のうち、57・0%が洋式、43・0%が和式だという文部科学省の調査結果を紹介しました。このデータを見る限りは、洋式化がそれなりに進んでいるように思えますが、知人の先生に話を聞くと、「洋式トイレは各トイレの中に1つしかない」ということもあるようです。文部科学省のデータとの開きは何なのでしょうか。ひょっとしたら、特定の自治体や学校だけで洋式化が進み、他の多くの学校は「トイレの中に一つだけ」なんて状況があるのかもしれません。

自治体の中にも、積極的にトイレの洋式化に取り組んでいる所があります。例えば、三重県の津市では、洋式トイレの数が少ない学校から順に改修工事を進め、2017年度までに小学校18校、中学校7校の改修工事を完了しました。

また、千葉県の松戸市は、2016年の6月議会で、市内の全小中学校のトイレを洋式にすることを決定し、現在、その工事が進められています。さらに、愛知県名古屋市でも、今後5年間で500校中300校のトイレを改修し、便器の洋式化、暖房便座の設置、LED照明への切り替えなどを行っていく予定です。

すでに工事が終わった学校の子どもたちからは、**「学校でウンチができるようになった！」「清潔で使いやすい！」などの声が聞かれ、学校でウンチをする子が増え、おもらしなども減ったと**のことです。子どもたちがこうして安全・安心に過ごせるようになったことのメリットは、多くの関係者が感じているに違いありません。健康面はもちろん、学力面でも、プラスに作用していることでしょう。関係者の方々は、こうした事例やその成果なども見ながら、学校のトイレの洋式化をぜひ検討いただきたいと思います。

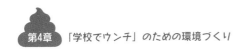

すぐできる！学校の「時程」と「ルール」の見直し
～先生、5分でウンチできますか？～

ある小学校の先生から聞いた話です。その先生が勤務する学校には、洋式の便器がトイレの中に一つだけしかありません。そのため、休み時間になるとウンチをしたい子がそこに集まってきて、列ができるそうです。想像しただけでも、子どもたちが可哀そうになります。

よくよく考えてみてほしいのですが、学校の休み時間は小学校なら5分、中学校でも10分しかありません。**その間に、いったい何人の子が用を足せるでしょうか。**小学校では1人あたり2分で終われば2人、3分かかれば1人しかできない計算になります。

そもそも成人の場合、排便を2～3分で終わらせる人は少ないでしょう（本来はそのくらいの時間で終わらせるのが理想です）。しかし、中にはスマホを片手に10分以上、個室を占拠する人もいます。見方を変えれば、**「ウンチくらいはゆっくりしたい」というのが、人間の本音**なのかもしれません。

何が言いたいかといえば、学校の時間割の問題です。小学校における5分間の休み時間は、そもそも子どもがウンチをするには短すぎます。トイレまでの往復、手洗いの時間などを考えたら、個室内で過ごせるのはせいぜい3分程度です。

もちろん、これを10分にするのが難しいことは、私も承知しています。ならば、どうすればよいか。一つは、**授業中にトイレに行ってもよいことを繰り返し伝え、子どもたちに我慢をさせないように配慮する**ことです。特に小学校の低学年は、授業中に時々、「トイレ行きたい人いない？」と声をかけるなどして、促していただきたいと思います。

5分休みの排便が難しいとなれば、子どもにとって次なるねらい目は昼休みです。特に、最近は朝ごはんを食べずに来る子が多いので、給食を食べた後に「胃・結腸反射」が起こり、便意を感じる子が少なくありません。ここは、ウンチを出す大きなチャンスです。

でも、学校によっては、給食の次が掃除の時間だったりすることがあり、トイレが掃除されているためにトイレには入れない場合もあります。これでは、ウンチをしたくてもできません。20〜30分は我慢する必要があります。そうしているうちに、便意が消えてしまう子だっているでしょう。

だから、できれば**時間割を「給食→掃除→昼休み」ではなく、「給食→昼休み→掃除」**にしてほしいのです。これは学校単独でも変えられることですし、年度の途中で変えることだって可能だと思います。

もう一つ、ぜひ学校で検討いただきたいのが、**水筒持参に関するルール**です。今でも、「学校に水筒を持ってきてはダメ」との校則がある学校が多いと聞きます。「勉強の妨げになる」「衛生面が心配」などが主な理由なのですが、夏場の熱中症対策を考えても、水分補給はとても大切です。

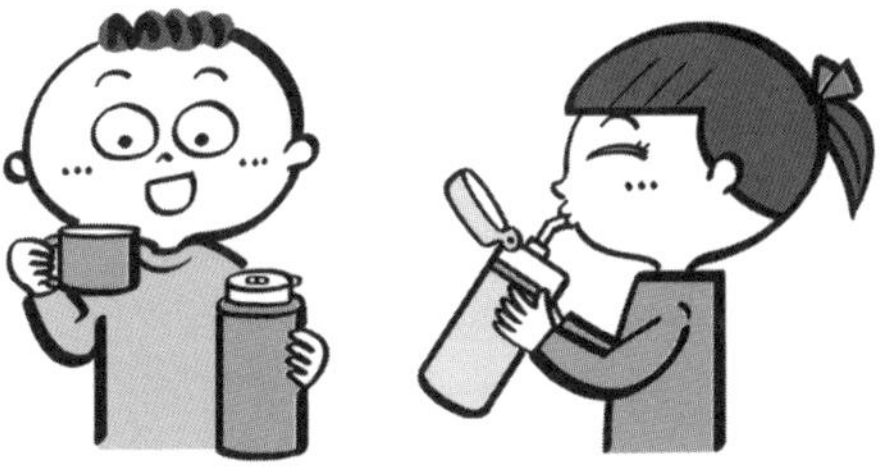

そのため、最近は「5～10月のみ持参可」などとしている学校もあります。これで熱中症のリスクは下げられるでしょうが、脱水が疑われる場合、水分補給は熱中症対策だけでなく便秘対策においても有効です。そのため、**できれば年間を通じて、水筒の持参を認めてほしい**と思います。これは校則を変えればよい話なので、学校単位でできることだと考えられます。

以前、実際にとある患者のお子さんから、水飲み場が教室から遠く、休み時間の開始と同時に水飲み場に行ってもすでに長い列ができていて、休み時間の間に飲んで戻って来るのが難しいとの話を聞きました。このようなことが、なくなることを願っています。

図らずも、2020年の新型コロナウイルスによる影響で、多くの学校が水筒の持参を認めるようになったと聞きます。子どもたちが水飲み場に殺到するのを避けるための措置とのことです。

良い機会ですので、感染症予防の一時的な措置というのではなく、「水筒持参はOK」を恒久的なルールにしていただきたいなと思います。

全面見直しが必要⁉ 問題だらけの学校のトイレ掃除

学校でウンチをしやすくするためには、トイレを清潔に保つことも大切です。便器が汚れていると、それが嫌で排便を我慢する子もいますし、何より感染症のリスクも高まります。そこで、この章の最後に「学校のトイレ掃除」について、解説したいと思います。

私の知り合いに、松本忠男さんという方がいます。長きにわたって医療機関の清掃業務等に携わってきた掃除のプロフェッショナルで、主に健康面から正しい掃除の仕方などを発信されています。最近は、テレビなどにも出演されているので、ご存じの方も多いのではないでしょうか。

私自身、子どもの健康について、松本さんとはいろいろと情報交換をさせていただいています。そうして得た知見に基づけば、**学校のトイレ掃除は、もう「問題だらけ」**としか言いようがありません。さらに言えば、トイレだけでなく、教室や廊下なども含め、学校の掃除方法は全面的な見直しが必要です。「そんなこと言われても…」と困惑する人もいるとは思いますが、大事な話なので、ぜひ聞いてください。

問題の一つ目は、子どもたちが使っている雑巾です。床やロッカー、時にはトイレの便器などをふいた後、大半の学校はその雑巾を水洗いして、教室内に干しています。実を言うと、こんなに非衛生的で危なっかしい状況はありません。

床をふいた後の雑巾は、ばい菌・ウイルスだらけです。だから、本来は洗濯機を使って洗剤で殺菌洗浄をする必要がありますが、それをやっている学校はほとんどありません。子どもたちがジャバジャバと水洗いしただけで椅子の後ろなどに干し、翌日には再びその雑巾を使って床の水ぶきをしています。これではもう、教室中に菌をまき散らしているのと同じです。

さらに言えば、雑巾で床の水ぶきをしても、汚れを引き伸ばしてしまうだけです。教室にはたくさんの土埃があり、ほうき・ちりとりで取っても、かなりの量が残ります。そんな状況で水ぶきをすれば、泥を床に塗っていくようなものです。

トイレ掃除は、さらに深刻です。**教室よりも、はるかに多くのばい菌・ウイルスがいる**からです。使用後のブラシなども、濡れたまま放置すれば非常に危険です。本来なら、しっかりと洗剤で洗浄をした上で乾燥させる必要がありますが、どれだけの学校がこれを実践しているでしょうか。

「掃除の時間」は、日本の学校教育の特色の一つで、海外の関係者からも高く評価されていると聞きます。もちろん、子どもに掃除をさせること自体は、意義深いことでしょう。でも、それが間違ったやり方で行われているとしたら、本当にそれでよいのでしょうか。「みんなで掃除をしました！」「できました！」「きれいになりました！」という形ばかりのセレモニーにすぎないんじゃないでしょうか。

こんな話をすると、「せっかく、子どもたちが一生懸命やっているのに！」と、気分を害す先生もいるでしょう。でも、**子どもたちが間違った掃除方法を覚えれば、大人になっても間違った方法で掃除をしてしまい、自分の子どもを感染症にしてしまうかもしれません**。だからこそ、やるならば正しい掃除方法で実施していただきたいのです。

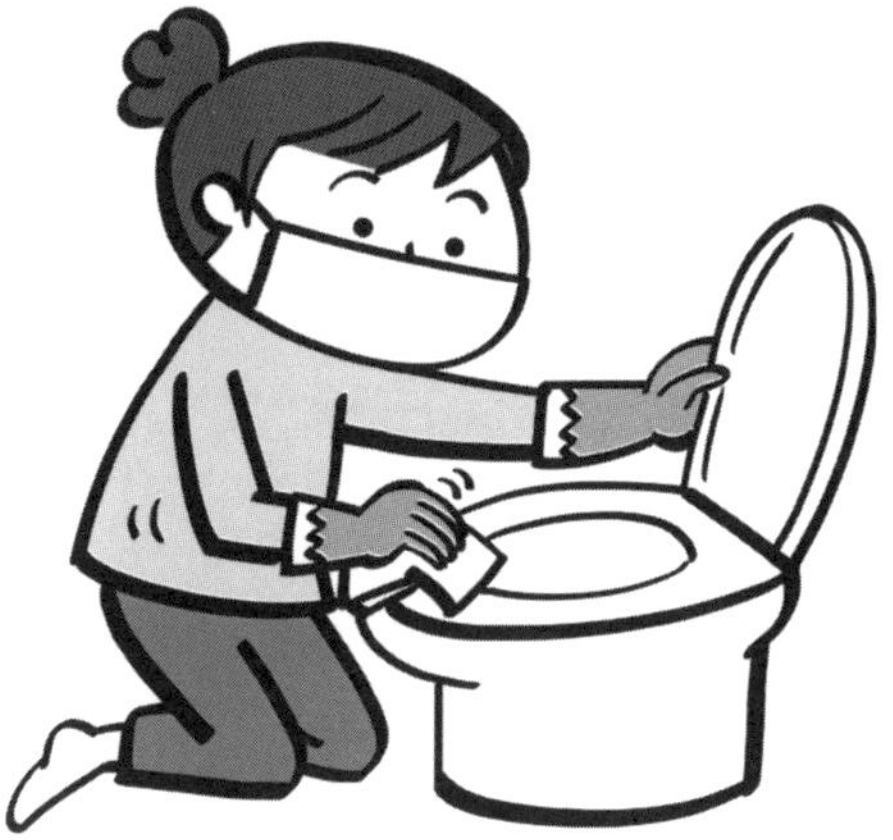

まずお願いしたいのは、**学校に洗濯機を設置する**ることです。学校単独でできなければ、ぜひ教育委員会関係者の方々にご一考いただきたいと思います。乾燥機能が付いていないものなら、2万円以内で購入できます。そして、洗剤を使ってしっかりと雑巾を洗っていただきたいのです。それが、子どもたちの健康と安全を守ることにつながります。

また、掃除をする際には、**子どもたちにマスク**

を着用させることも大切です。掃除中は埃が舞い、ばい菌やウイルスを吸い込んでしまう可能性があるからです。同様に、ビニール手袋の着用も徹底していただきたいと思います。

雑巾でふく際は、「一方向」が基本です。雑巾を往復させれば、埃や汚れが拡散されるからです。試しに、小麦粉をテーブルにまいて、雑巾を往復させてみてください。テーブルの上には、白いカスが残り続けます。これをばい菌に置き換えて考えたら、実に恐ろしい話です。

雑巾は、教室用は白色、トイレ用は黄色といった具合に、色分けをするとよいでしょう。トイレ用の雑巾は、ばい菌やウイルスの温床なので取扱注意。そのことを子どもたちにしっかりと伝えてください。

話が「ウンチ」のことから少し離れましたが、トイレを美しく保ち、衛生面でも安心して使えるような場所にすれば、子どもたちは学校でウンチがしやすくなるに違いありません。ぜひ、正しいトイレの掃除方法をマスターするとともに、せっかくなので教室や廊下などの掃除も見直し、子どもたちが健康に過ごせる環境を整えていただきたいと思います。

コラム 「ウンチ教育」が進めば、「性教育」も進む！

第3章で、「学校でも家庭でも、ウンチの話をごく自然にしてほしい」と書きました。そうすることで、子どもはウンチをすることを「きたないこと」とか「恥ずかしいこと」とか思わなくなり、学校でウンチをすることに抵抗感がなくなるからです。

私は、もし皆がウンチの話を普通にできるようになれば、つまり、生きていれば当然起こりうる生理現象を受け入れられれば、性についての話も普通にできるようになると考えています。つまり、「ウンチ教育」が進めば、「性教育」も進むのです。

人がウンチをするという行為は、生き物としてごく自然の営みです。これと同様に、「性」に関わる行為、成長に伴う性的な発達なども、生き物として自然のことで、「恥ずかしい」ことでも「けがらわしい」ことでもありません。でも、大人たちの多くは、「性」について話題にすることに、どこかためらうところがあります。

その証拠に、家庭でお子さんに「性教育」をしたことがある親御さんがどのくらいいるでしょうか。赤ちゃんがどうやってできるのか、避妊はどのようにすればよいのか、人の体は成長に伴ってどう変化するのか…こうした会話をきちんとお子さんにしているお父さん、お母さんは、ほとんどいないと思います。それはどうしてでしょうか。

学校における性教育も、十分ではありません。学校の先生も保護者と同様、性について話題にすることを避け、深入りしない傾向があります。その結果、子どもたちは誰からも正しい性の知識を教わらず、むしろ性のことを特別視します。「性に関することは、みんな隠しているから、何か知ってはいけない特別なことなんだ」と思うようになるのです。この構図は、ウンチの話とまったく同じです。

もし、親と子の間、あるいは先生・子どもの間で、ウンチの話をごく自然にできるようになれば、生き物としての自然を受け入れることができ、両者の間にある心の壁がぐっと低くなります。そして、自分を受け入れられたと思えることで、何でも気さ

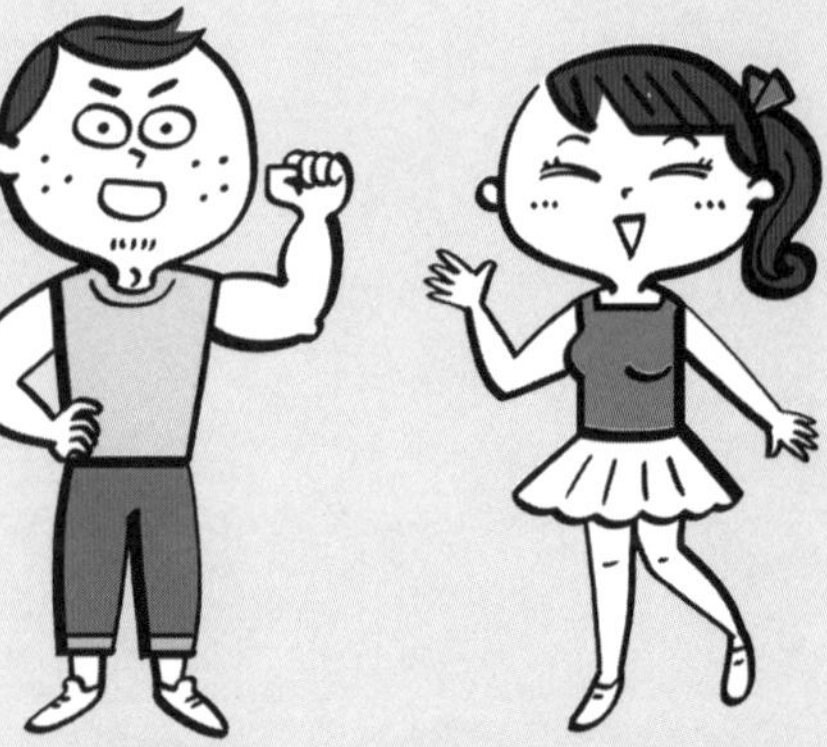

くに話せる関係性が作られます。そうなれば、性に関する話にも抵抗感が少なくなるはずです。

　私が性教育の必要性を強く訴えるのは、子どもの頃に正しい知識を得ておくことが大切だと思うからです。小児科外来には、性器のトラブルで来院する子が少なくありません。6歳以下の子でオリモノを主訴に来院した子の45％、性器出血で来院した子の15％で膣内異物を認めたとの報告があります。その中には性的虐待を受けた子も含まれていましたし、自分で悪気なく入れた子もいました。

　性的虐待を受けた子の場合、知識がないためにそれが虐待であるということに気がつかないことがあります。本人は何をされているかまったく分からず、ただただ「誰にも言うな」とキツく口止めをされ、恐怖から何も言えないまま長い時間がたちます。そして将来、自分で知識を得ていくうちに「あれば虐待だったんだ」ということに気がつき、長期にわたり心を痛め、苦しむようになるのです。

また、子どもはなぜか穴があると、何かを入れたがる性質があるようで、鼻や耳の穴にビーズやブロックなどのおもちゃを入れてしまい、取れなくなって来院する子もよくいます。これは、女子だと膣や男子だと尿道にも起こることで、例えば膣にビーズをいれた子の場合は、入れたという記憶も感覚もなく、長い間膣内に止まり、その炎症が膀胱に広がり、入院して治療せざるを得ず重大事になったという報告がありま す。

もし、正しい性教育が子どもの頃からされていたら、性的虐待に早くに気がつき、早い段階でサポートや介入をすることができますし、知らずに異物を入れるトラブルを防ぐこともできます。

学校や親子間で「性」について話をするのは、今までやってこなかったことですから、なかなかハードルが高いのは、よく分かります。だからこそ、まずはウンチの話から始めて、何でも話せる関係性を作ってほしいのです。きっと、性に関する話もやりやすくなりますよ。

あとがき

本書を書き進めながら、幾度となく、こんなことを思いました。

「山田くん、どうしているだろう…」

本書の「はじめに」で書きましたが、学校でウンチをしたというだけでクラスメイトにからかわれ、顔を真っ赤にして「トイレでウンチをして何が悪いーー!!」と大きな声で叫んだ山田誠くん（仮名）。私自身が学校のウンチ問題に関心を寄せるようになったのは、彼の叫び声と顔を真っ赤にしている様子が目に焼き付いていたからだと言っても過言ではありません。

当時、何もできなかった自分を今も情けなく思っていますし、申し訳ないことをしたなと感じています。いつかどこかで本書を目にして、連絡を取ってくれたらいいいな。

おそらく、私と同じような経験を持つ人は、少なくないでしょう。自分自身が学校でウンチをして、ひどい目にあったなんて人もいると思います。学校時代の思い出の多くが時間とともに薄れていく中で、こうした出来事だけは、今も脳裏に焼き付いているという人も多いかもしれません。それだけ、子どもにとって「学校のウンチ問題」は深刻なのです。

そうした状況は、今もほとんど変わっていません。**多くの子供たちが「学校でウンチはしたくない！」と我慢をし、それが原因で便秘となり、その体質を成人になっても引きずっています。**便秘のせいで、ウンチ漏れを起こしてしまう子、おねしょが治らない子もいます。非常に稀ですが症状が重度化して、摘便・手術などをせざるを得なくなり、入院生活を余儀なくされる子もいます。

子供が「お腹が痛い」と訴え、小児科で診てもらったところ「便秘」と診断されるケースは少なくありません。そんな時、お母さんの中には「便秘なんかで来てすみません」と話す人もいらっしゃいますが、謝っていただく必要は全くありません。便秘は歴とした

「病気」ですし、「治療」をしないと大変なことになります。「便秘なんかで」ではないのです。

どんな病気もそうですが、**大切なのは「早期発見」と「早期治療」**です。便秘の場合、離乳食を開始した時期やトイレトレーニングを始めた幼児期に発症する子も多く、放置すると小学生になった後も、その体質を引きずります。さらに、小学校でウンチを我慢すれば、中学校、高校…と症状は深刻化し、一生涯にわたって便秘体質を抱えて生きていくことになります。その意味でも、幼児期に「早期発見」「早期治療」をすることが不可欠で、本書の第2章で解説した「ウンチ学」などは、就学前のお子さんをもつ保護者の方々にも、ぜひ読んでいただきたいなと思います。

本書以外にも、「ウンチ学」を親子で楽しく学ぶための教材は、世の中にたくさんあります。例えば、きたがわめぐみさんの絵本『そのとき うんちは どこにいる？』は、本書で解説してきた「ウンチの作られ方」などを親子で楽しく学べる絵本です。あるいは、『しらべる・くらべる・おぼえるチカラが身につく！うんこ図鑑』には、ウンチについて思わず「へぇ〜」となってしまうようなトリビアが満載です。

数年前、「うんこドリル」がベストセラーになったように、子供たちはウンチの話が大好きです。ぜひ、こうした絵本や図鑑をお子さんと一緒に読みながら、**ウンチについて普通に話せるような親子関係を築いていただけたらと思います。**

学校の先生にお願いしたいのは、やはり「ウンチをすること＝自然な営み」であることを子供たちに伝えていただきたいということです。ウンチについて、オープンに語れる空気を教室の中につくり、子どもがごく自然に「トイレに行ってきます」「ちょっとお腹が痛いです」などと言えるようになれば、本書で指摘した問題の多くは解決します。

ただ、気を付けていただきたいのは、オープンな空気をつくろう！と気合を入れすぎて、デリカシーを欠くような発言はしないでほしいということです。「先生、トイレ行っていいですか？」と聞いた子に、「なんだ。でかい方か」なーんて答えれば、たとえ教室が爆笑に包まれても、当の本人は心の傷を負うことでしょう。さじ加減が難しいところですが、きめ細やかに配慮をしながら、**「ウンチをすること＝自然な営み」という認識を学級に広げてほしいのです。**

今の学校には「総合的な学習の時間」という時間があります（学校によって呼称は違っているようです）。小学校では週2コマ、年間で70コマに上り、子どもたちが特定のテーマについて調べ、まとめ、発表するような活動が各学校で行われています。

ご提案の一つとして、この「総合的な学習の時間」を使って、子どもたちがウンチについて調べ、発表するような活動をするのはいかがでしょうか。あるグループは「ウンチのつくられ方」について、あるグループは「ウンチの色」について、あるグループは「ウンチのにおい」についてといった具合に、プロジェクト的な学習に取り組めば、ウンチについての理解が深まり、ウンチについてオープンに語れる環境ができるのではないかと思うのです。年間70コマのうち、わずか3コマでもよいので、ぜひウンチのために使ってほしいというのが、私からのお願いです。

小児科医として長年診療をしてきた私にとって、子どもの便秘はずっと継続してある、皆を悩ませている大きな問題の一つです。そして、その背後には「学校でウンチをすることは恥ずかしいことだ」「ウンチするのは汚いことだ」という、何十年にもわたって支配し続けている空気があると感じています。

本書で繰り返し述べてきたように、**ウンチをすることは、食べることと、寝ることと同じくらい自然なことで、生きる営みです。**健康でいるために、何をどれだけ食べるか、質の良い睡眠をどのくらいとるかに気をつかうのと同様に、どんなウンチがどんな頻度で出ているかについても、もっと興味を持っていただきたいと思います。そして、そうした認識が学校、家庭、社会に広がり、この問題が消え去る日が来ることを心から祈っています。

2020年11月

工藤 紀子

参考文献

・ＮＰＯ法人日本トイレ研究所「小学生の排便と生活習慣に関する調査」（２０１７年6月）
・文部科学省「公立学校施設のトイレの状況調査」（２０２０年9月）
・スポーツ庁「令和元年度全国体力・運動能力、運動習慣等調査」（２０１９年12月）
・厚生労働省健康局「健康づくりのための睡眠指針２０１４」（２０１４年3月）
・国本正雄・川尻明・佐々木一晃・平田公一「小学生の便通とトイレに関する意識調査」『日本医事新報』№３７８１（１９９６年10月）
・加藤久美「むずむず脚症候群」『小児内科』50巻7号、東京医学社（２０１８年）
・松浦賢太郎「小児における睡眠障害とアレルギー性鼻炎」『ＭＢ ＥＮＴＯＮＩ』２３７号、全日本病院出版会（２０１９年）
・山口宗太「閉塞性睡眠時無呼吸症候群」『小児内科』51巻10号、東京医学社（２０１９年）
・岩井潤・齋藤江里子・東本恭幸・四本克己・中田光政・南郷容子「慢性便秘症の外科治療―外科治療の現況および手術によりＱＯＬが著明に改善した1例―」『小児外科』43巻6号、東京医学社（２０１１年）
・土岐文彰・鈴木則夫・黒岩実・西明・山本英輝「入院治療を必要とした慢性便秘症例の検

討」『小児外科』40巻2号、東京医学社（２００８年）
・高野正太「慢性便秘症に対する食事療法、運動療法、理学療法」『日本大腸肛門病会誌』72巻10号、日本大腸肛門病学会（２０１９年）
・光山慶一「慢性便秘症における非薬物療法」『臨牀と研究』96巻11号、大道学舘出版部（２０１９年）
・宮谷幸造・藤原義之「各論 消化器の解剖生理をめぐる旅 2胃」『消化器ナーシング』24巻4号、メディカ出版（２０１９年）
・山本智久・里井壯平「各論 消化器の解剖生理をめぐる旅 4胆道」『消化器ナーシング』24巻4号、メディカ出版（２０１９年）
・當寺ヶ盛学・猪股雅史「各論 消化器の解剖生理をめぐる旅 6大腸」『消化器ナーシング』24巻4号、メディカ出版（２０１９年）
・日本小児栄養消化器肝臓学会・日本小児消化管機能研究会編集『小児慢性機能性便秘症診療ガイドライン』（２０１３年11月）
・Manu R Sood, FRCPCH, MD「Functional constipation in infants, children, and adolescents: Clinical features and diagnosis」(2020)

【著者プロフィール】

工藤紀子（くどうのりこ）

小児科専門医・医学博士。
順天堂大学医学部卒業、同大学大学院小児科思春期科博士課程修了。栄養と子どもの発達に関連する研究で博士号を取得。日本小児科学会認定小児科専門医／日本医師会認定産業医／日本医師会認定健康スポーツ医／こころ新橋保育園嘱託医／東京インターナショナルスクール中目黒キンダーガーデン嘱託医。
夫の仕事でアメリカに渡り子育てを経験する。現在2児の母。都内クリニックにて、年間のべ１万人の子どもを診察しながら子育て中の家族に向けて育児のアドバイスを行っている。

工藤紀子
Instagram 公式アカウント

小児科医《しょうにかい》のママが教《おし》える **大切《たいせつ》なウンチの話《はなし》**

2020年11月19日　第１版第１刷発行

著　　者　工藤　紀子
発 行 人　花岡　萬之
発 行 所　学事出版株式会社
〒101-0021
東京都千代田区外神田2-2-3
電話　03-3255-5471
http://www.gakuji.co.jp/

編集担当　木村　拓
制作協力　株式会社コンテクスト
印刷・製本　精文堂印刷株式会社

ISBN 978-4-7619-2664-9